Practical Clinical Endodontics
临床实用牙髓病学

——牙科最新进展

主　编　[美]Philip Lumley，Nick Adams，Phillip Tomson
主　审　余　擎　倪龙兴
主　译　王　英

世界图书出版公司

西安　北京　广州　上海

Practical Clinical Endodontics
Philip Lumley, Nick Adams, Phillip Tomson
ISBN-13:9780443074820
ISBN-10:0443074828
Copyright © 2006 Elsevier. All rights reserved.

Authorized Simplified Chinese translation from English language edition published by the Proprietor.
ISBN-13:978-981-272-151-8
ISBN-10:981-272-151-7
Copyright © 2010 by Elsevier(Singapore) Pte Ltd. All rights reserved.

Elsevier(Singapore) Pte Ltd.
3 Killiney Road
#08-01 Winsland House I
Singapore 239519
Tel:(65)6349-0200
Fax:(65)6733-1817

First Published 2010
2010年初版

Printed in China by *Xi'an World Publishing Corporation* under special arrangement with Elsevier(Singapore) Pte Ltd. This edition is authorized for sale in China only, excluding Hong Kong SAR and Taiwan. Unauthorized export of this edition is a violation of the Copyright Act. Violation of this Law is subject to Civil and Criminal Penalties.

本书简体中文版由世界图书出版西安公司与Elsevier(Singapore)Pte Ltd.在中国大陆境内合作出版。本版仅限在中国境内（不包括香港特别行政区及台湾）出版及标价销售。未经许可之出口，视为违反著作权法，将受法律制裁。

Practical Clinical Endodontics
临床实用牙髓病学
——牙科最新进展

主　编　［美］Philip Lumley, Nick Adams, Phillip Tomson
主　审　余　擎　倪龙兴
主　译　王　英
副主译　姜　永　何文喜
译　者　（以姓氏笔画为序）
　　　　王　英　　王小勤　　白庆霞　　孙汉堂
　　　　孙海花　　何文喜　　张　晓　　陈　博
　　　　赵春苗　　姜　永　　陶　睿　　童忠春
　　　　程　庚
主译助理　郝秀瑞

世界图书出版公司
西安　北京　广州　上海

图书在版编目(CIP)数据

临床实用牙髓病学——牙科最新进展/(美)拉姆利(Lumley, P.)等著;王英译.
—西安:世界图书出版西安公司,2010.12
书名原文:Practical Clinical Endodontics
ISBN 978-7-5100-1333-1

Ⅰ.①临... Ⅱ.①拉...②王... Ⅲ.①牙髓病—诊疗 Ⅳ.①R781.3

中国版本图书馆 CIP 数据核字(2010)第 236707 号

版权登记号　25-2008-030

临床实用牙髓病学——牙科最新进展

主　　编	[美]Philip Lumley, Nick Adams, Phillip Tomson
主　　译	王　英
副主译	姜　永　何文喜
策　　划	邵小婷
责任编辑	邵小婷
出版发行	世界图书出版西安公司
地　　址	西安市北大街85号
邮　　编	710003
电　　话	029-87214941　87233647(市场营销部) 029-87235105(总编室)
传　　真	029-87279675　87279676
经　　销	全国各地新华书店
印　　刷	陕西金和印务有限公司
开　　本	787×1092　1/16
印　　张	8
字　　数	160千字
版　　次	2010年12月第1版
印　　次	2010年12月第1次印刷
书　　号	ISBN 978-7-5100-1333-1
定　　价	86.00元

☆如有印装错误,请寄回本公司更换☆

序

　　微生物是牙髓病的病因，这一点已经得到公认，人们对其认识也越来越清楚。过去的十年中，治疗牙髓病和根尖周病的设备和技术都有了巨大的变化。然而，这些发展尽管对临床很有帮助，却争议性地导致了牙髓病治疗着眼点由生物基础向机械基础的改变。

　　本书兼顾了生物概念和新技术。因患者越来越不愿丧失牙齿，牙科从业者必须面对越来越多的牙髓治疗。本书对疾病的病程做了较完整的阐释，介绍了许多用于解决这些生物性问题的新技术。

　　本书并未试图包罗万象，因而适于基层牙医、牙科住院医师和牙科学学生使用。借助作者们自己的病例对疾病、技术等进行了较为详细的阐释，并在每章的最后给出了需要进一步阅读的文献。讨论了包括病因、临床特征、处理在内的牙髓病诸多的临床要点，并提供了初次治疗、再治疗和根尖周外科的重要关注点。

Philip Lumley

Nick Adams

Phillip Tomson

译者序

牙髓病学的发展日新月异，经典著作如 Ingle 与 Bakland 等编著的《牙髓病学》，内容虽全面而翔实，但因过于浩瀚而不易为广大基层牙科从业者所应用，因此寻找一本适于广大基层口腔医疗工作者的、简便易用的牙髓病学手册一直是我们的夙愿。

当看到英国伯明翰牙科医院的三位牙髓病学家 Philip Lumley，Nick Adams，Phillip Tomson 所著的《实用临床牙髓病学》，我们不由得眼前一亮：这不就是我们一直在苦苦寻找的实用性牙髓病学手册吗？它具备了针对基层牙医的主要元素，仅仅是它的编排顺序——按治疗过程，就很容易为广大基层医生所接受。因此我们组织力量对其进行了翻译，希望它的出版能对我国基层牙髓病学工作者与国际的接轨有所促进。

译者感谢第四军医大学口腔医学院牙体牙髓科余擎主任、倪龙兴教授的悉心指导和认真审校，有他们的把关，我们对翻译的质量充满信心；感谢田宇副教授对翻译工作的大力支持。感谢所有在翻译过程中提供了无私帮助的同事、同行和朋友。

在本书即将付梓之时，恰逢主译王英老师出国深造，本人受主译委托，承担了最后阶段校对的总体组织工作，限于我们的知识水平和外语能力，个别错误在所难免，望广大读者不吝赐教。

是为代序。

孙汉堂

2010年9月26日夜　于西安

目　录

第 1 章　牙髓感染治疗的科学基础 ……………………………………… 1
　　细菌参与牙髓感染的确定 …………………………………………………… 1
　　细菌类别 ……………………………………………………………………… 2
　　宿主防御反应 ………………………………………………………………… 3
　　治疗 …………………………………………………………………………… 3
　　参考文献 ……………………………………………………………………… 4

第 2 章　疾病过程 ………………………………………………………… 5
　　牙髓疾病 ……………………………………………………………………… 5
　　根尖周疾病的分类 …………………………………………………………… 7
　　参考文献 ……………………………………………………………………… 9

第 3 章　病史、诊断、病例选择和治疗计划 …………………………… 10
　　病史 …………………………………………………………………………… 10
　　临床检查 ……………………………………………………………………… 11
　　诊断 …………………………………………………………………………… 16
　　病例选择 ……………………………………………………………………… 17
　　治疗计划 ……………………………………………………………………… 18
　　参考文献 ……………………………………………………………………… 21

第 4 章　根管解剖及开髓入口 …………………………………………… 22
　　髓室 …………………………………………………………………………… 22
　　根管 …………………………………………………………………………… 23
　　根尖解剖 ……………………………………………………………………… 23
　　根管形态的分类 ……………………………………………………………… 23
　　开髓入口及其应用解剖 ……………………………………………………… 27
　　上颌磨牙 ……………………………………………………………………… 29
　　下颌磨牙 ……………………………………………………………………… 30
　　开髓入口 ……………………………………………………………………… 32
　　开髓入口的预备步骤 ………………………………………………………… 34

参考文献 ·· 37
第 5 章　根管预备——目标和器械 ·················· 38
　　目的 ·· 38
　　清洁和成形器械 ······································ 43
　　旋转镍钛器械 ··· 48
　　参考文献 ·· 51
第 6 章　根管清理与成形 ································ 53
　　开髓和初期冠方预备 ································ 54
　　根尖 1/3（apical third）的疏通、根管通畅和工作长度 ·· 55
　　根管预备的完成 ······································ 57
　　ProFile ·· 59
　　ProTaper ·· 60
　　参考文献 ·· 62
第 7 章　根管充填 ·· 63
　　根管充填前的要求 ··································· 63
　　根管充填材料的种类 ································ 63
　　牙胶尖充填技术 ······································ 63
　　冠部的封闭 ··· 75
　　参考文献 ·· 78
第 8 章　根管再治疗 ······································ 80
　　根管再治疗的步骤 ··································· 81
　　断裂器械的处理 ······································ 89
　　重新扩通根管 ··· 92
　　穿孔 ·· 92
　　抗菌处理 ·· 94
　　参考文献 ·· 95
第 9 章　根管外科 ·· 96
　　紧急手术——切开和引流 ·························· 96
　　根尖周手术 ··· 97
　　术前评估 ·· 99
　　术后管理 ·· 116
　　矫正外科 ·· 117
　　参考文献 ·· 117

第1章 牙髓感染治疗的科学基础

细菌参与牙髓感染的确定

长期以来,人们都认识到微生物(图1.1)参与了牙髓及根周病的发病过程。1894年Miller[1]描述了髓腔和根管中的细菌,并提出根管内的细菌不同于髓腔中的细菌。但是直到1966年,Kakehashi等[2]通过无菌鼠和常规鼠的实验,才最终明确细菌可以引起牙髓坏死和根尖周炎。暴露42天后,无菌鼠的牙髓愈合,而常规鼠的牙髓发生坏死并形成脓肿(图1.2)。1966年,Moller[3]描述了可使细菌样本在实验室中得以生存并持续培养的技术,此技术的出现导致后来对厌氧菌参与牙髓感染的确定。

细菌侵入

牙髓

当细菌侵入到距牙髓1.1 mm的深度时牙髓发生轻微的变化,当细菌侵入到距牙髓0.5 mm的深度时牙髓就发生不可逆的损害[4]。进一步临床研究表明:因外伤导致的髓腔完整的死髓牙,只有能分离出细菌的牙齿才会形成根尖周炎症[5,6]。Trowbridge和Stevens[7]认为细菌可能通过以下途径进入牙髓:

- 深龋损害;
- 修复过程中牙本质小管或牙髓暴露;
- 牙齿折断导致的牙髓暴露;
- 深牙周袋导致的副根管暴露。

其他侵入途径包括通过牙龈和牙周韧带的血液交通或摄菌作用。

牙本质

细菌(主要是厌氧菌)能够侵入牙髓坏死的牙齿根管牙本质中,大多局限于前期牙本质,对硬组织的侵入较少。很多研究使用光镜和电镜检测了根管中细菌的分布。Nair[8]及其同事[9]等证明,细菌密集地填充在根管壁的Howship陷窝中,如果管腔中充满液体,细菌也可悬浮其中。杆状菌占据了根管菌落的主体,也可见到球菌、丝状菌和螺旋菌,其中球菌和丝状菌形成"玉米芯"样结构,并像牙菌斑一样沉积在根管内壁。细菌侵入牙本质小管的深度在10~150μm之间。

细菌类别

口腔的正常菌群包括超过 300 个菌属或菌种,理论上在牙髓发生坏死或坏死之后这些细菌都能够侵入到根管腔隙中。但是,感染根管的微生物群与整个口腔菌落相比只包括有限的菌属或菌种,这些微生物大多数能够引起根尖周炎症。研究显示,将猴的牙髓在唾液中暴露 7 天之后将窝洞封闭,在 3 个月到 3 年不同时期观察根尖区的细菌感染,发现 6 个月后专性厌氧菌数量多于兼性厌氧菌,随着时间的增加专性厌氧菌所占的比例进一步增加。

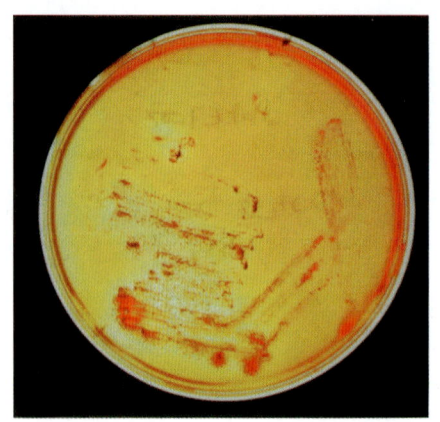

图 1.1 感染根管中分离出的细菌

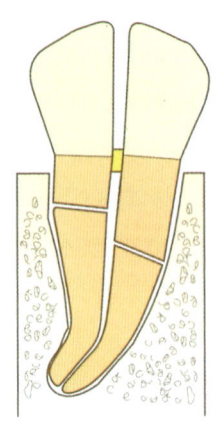

无菌条件下牙本质桥的形成

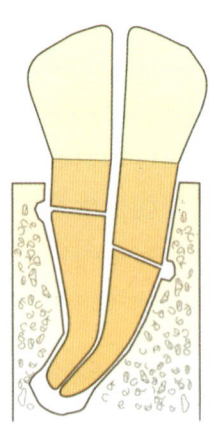

形成脓肿

图 1.2 Kakehashi 实验示意图

表 1.1 根管中分离出的常见致病菌

	革兰阳性球菌	革兰阳性杆菌	革氏阴性球菌	革兰阴性杆菌	其他
兼性厌氧菌	链球菌	放线菌	奈瑟菌属	二氧化碳嗜纤维菌	念珠菌
	肠球菌	乳酸菌		艾肯菌	
专性厌氧菌	链球菌	放线菌	韦荣球菌属	卟啉单胞菌	
	消化链球菌	乳酸菌		普雷沃菌	
		真菌		梭杆菌	
				弯曲菌属	

将从内源性感染的牙根中分离出的菌株接种到牙髓失活的根管中,会获得一个以厌氧菌为主的菌落。当把这些细菌接种到单菌培养基上,除肠球菌外,大多数 6 个月内死亡。一般情况下,每颗牙可分离 8~15 个菌种。这说明根管感染是动态的,通过选择性机制帮助特定微生物生长生存。根管众多微生物的存在提示细菌种群之间的某些相互作用影响了它们的生长和生理学行为。

分子技术的出现使得发现以前不能培养的微生物成为可能。一项使用细菌培养和分子技术从根管中分离细菌的比较研究总共确定了 44 个菌种,培养确定了 23 个，PCR 克隆确定了 23 个，两种方法都可以确定的有 5 个[10]。表 1.1 列出了从根管中分离出的常见的微生物。

宿主防御反应

细菌及其产物引发的宿主防御反应最初由非特异性应答组成，导致血管扩张，组织液渗出，细胞如多形核白细胞、白细胞、巨噬细胞渗出，释放组胺、纤溶酶、Hageman 因子、前列腺素和白三烯，激活激肽和补体系统。此后的特异性宿主应答由细胞免疫和体液免疫组成，包括 T 淋巴细胞和 B 淋巴细胞，淋巴因子、浆细胞和免疫球蛋白。

微生物抵抗

微生物可通过许多机制来抵抗宿主的防御反应。某些非包囊菌株在体内能够产生荚膜，抵抗吞噬作用和胞内杀菌。它们还能产生可溶的短链脂肪酸，抑制多形核白细胞的趋化、脱颗粒及吞噬作用。细菌可能产生水解免疫球蛋白、补体和组织蛋白（如胶原）的酶。脂多糖是革兰阴性厌氧菌胞壁最外层膜的组分，经常在感染根管中被发现。牙髓中脂多糖的浓度与牙根牙骨质表面的脂多糖的浓度相比明显要高，脂多糖水平和渗出液的多少及根尖透射区的大小有着密切的关联。

治疗

从临床角度看，牙髓治疗的目的是将细菌从根管系统中清除，这些细菌是引起牙髓炎症、坏死及根尖周炎的原因[2]。成功的治疗将使已遭破坏的根尖周组织再生（图 1.3 和 1.4）。临床上可以使用特殊器械成型并清创，冲洗消毒，清洁根管系统等机械化学方法达到目标。这种联合方法比单纯机械方法能更有效地清除细菌[11,12]；然而，当髓腔被感染时，根管预备对清除细菌是必需的[13]。预备方法推荐使用由牙冠到根尖的预备技术，因其在生物学和机械学上具有许多优点，包括：

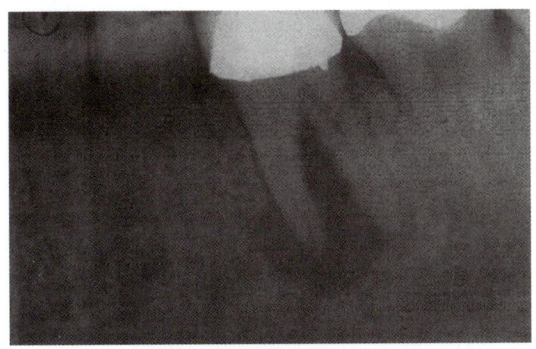

图 1.3 术前 X 线片显示左侧下颌第一磨牙根尖周有病变

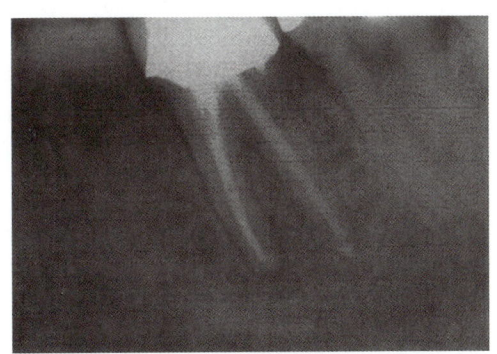

图 1.4 图 1.3 所示牙齿治疗 5 个月后；根尖组织 X 线透射区缩小

- 生物学上，在器械到达根尖前已经将大部分细菌从根管系统中清除；
- 机械学上，根尖预备过程中器械受力更少，不容易破坏根尖缩窄[14]。

预备的同时应考虑使用合适的抗菌冲洗液和根管封药，以便达到最佳的临床治疗效果。

参考文献

1. Miller WD. An introduction to the study of the baceriology of the dental pulp. Dental Cosmos 1894;36:505-528.

2. Kakehashi S, Stanley HR, Fitzgerald RJ. The effects of surgical exposures of dental pulps in germfree and conventional laboratory rats. Oral Surg Oral Med Oral Pathol. 1965;20:340-349.

3. Moller AJR. Microbiological examination of root canals and periapical tissues of human teeth. Methodological studies. Odontol Tidskr. 1966 ;74(5):Suppl:1-380.

4. Reeves S, Stanley HR. The relationship of bacterial penetration and pulpal pathosis in carious teeth. Oral Surg Oral Med Oral Pathol. 1966 ;22(1):59-65.

5. Sundqvist G. bacteriologic studies of necrotic dental pulps. PhD Thesis, Umea University 1976;Odontol Dissertation no 7:1-94.

6. Bergenholtz G. Microorganisms from necrotic pulps of traumatized teeth. Odont revy 1974;25:347-358.

7. Trowbridge HO, Stevens BH. Microbiologic and pathologic aspects of pulpal and periapical disease. Curr Opin Dent. 1992;2:85-92.

8. Nair PNR. Light and electron microscopic studies of root canal flora and periapical lesions. J endod 1987;13:29-39.

9. Nair PN, Sjogren U, Krey G, Kahnberg KE, Sundqvist G. Intraradicular bacteria and fungi in root-filled, asymptomatic human teeth with therapy-resistant periapical lesions: a long-term light and electron microscopic follow-up study. J Endod. 1990;16:580-588.

10. Gulabivala K. Personal communication.

11. Bystrom A, Sundqvist G. Bacteriologic evaluation of the efficacy of mechanical root canal instrumentation in endodontic therapy. Scand J Dent Res. 1981;89:321-328.

12. Bystrom A, Sundqvist G. Bacteriologic evaluation of the effect of 0.5 percent sodium hypochlorite in endodontic therapy. Oral Surg Oral Med Oral Pathol. 1983;55:307-312.

13. Bystrom A, Claesson R, Sundqvist G. The antibacterial effect of camphorated paramonochlorophenol, camphorated phenol and calcium hydroxide in the treatment of infected root canals. Endod Dent Traumatol. 1985;1:170-175.

14. Stabholz A, Rotstein I, Torabinejad M. Effect of preflaring on tactile detection of the apical constriction. J Endod. 1995;21:92-94.

第2章 疾病过程

牙髓或根尖周炎症是刺激或外伤的结果,通常由细菌、机械或化学因素造成。

·**细菌** 常来自龋坏,是牙髓和根周组织损伤的主要来源,直接侵入或通过牙本质小管侵入。细菌与牙髓和根尖周疾病有着密切的联系:没有细菌,就不会形成根尖周病变。表2.1总结了龋病之外的细菌侵入途径。

·**机械刺激** 如过度的正畸力和过度的器械预备。

·**化学刺激** 刺激性的根管冲洗液、含酚基的根管内封药或超填的根管填充材料都有可能激惹根尖周组织。

表2.1 非龋性细菌侵入途径

- 修复过程中牙本质小管或牙髓的暴露
- 牙周疾病(经牙本质小管、副根管、侧支根管)
- 牙体缺损如酸蚀症、磨损、磨耗
- 伴有或未伴牙髓暴露的损伤
- 发育异常
- 摄菌作用(微生物通过血液流动进入根管系统)

牙髓疾病

来自细菌、机械、化学的刺激会引起不同程度的炎症。牙髓的反应取决于损伤的严重程度,可能会发生可逆或不可逆的炎症反应,后者可发展为牙髓坏死。

牙髓疾病的分类

牙髓疾病的临床表现和组织学表现并不完全一致[1]。因此诊断通常基于患者的症状和临床检查所见[2]。牙髓疾病可引起软、硬组织改变。

软组织改变

可逆性牙髓炎

这是由龋病、酸蚀症、磨耗、磨损、操作过程,刮治或轻微损伤引起的一个暂时状态。表2.2总结了可逆性牙髓炎的症状。治疗包括覆盖暴露的牙本质、去除刺激、适当的药物处理。可逆性牙髓炎可发展为不可逆牙髓炎。

表2.2　可逆性牙髓炎的症状

- 刺激去除后疼痛消失
- 疼痛很难定位(牙髓只有痛觉纤维而缺乏本体感觉纤维)
- 根尖周X线表现正常
- 牙齿无叩痛(咬合创伤除外)

不可逆性牙髓炎

　　不可逆性牙髓炎通常也由上述原因(龋病、酸蚀症、磨耗、磨损、操作过程,刮治或轻微损伤)造成,不过损害更严重而已,最典型的情况是从可逆性牙髓炎发展而来。表2.3总结了不可逆性牙髓炎的症状。治疗方法为根管治疗或拔除。

表2.3　不可逆性牙髓炎的症状

- 自发性或刺激性疼痛
- 病程后期可能有显著发热
- 疼痛持续数分钟到数小时
- 病变累及牙周韧带时,疼痛可定位
- 病程后期X线片可见牙周膜增宽(见图2.1)

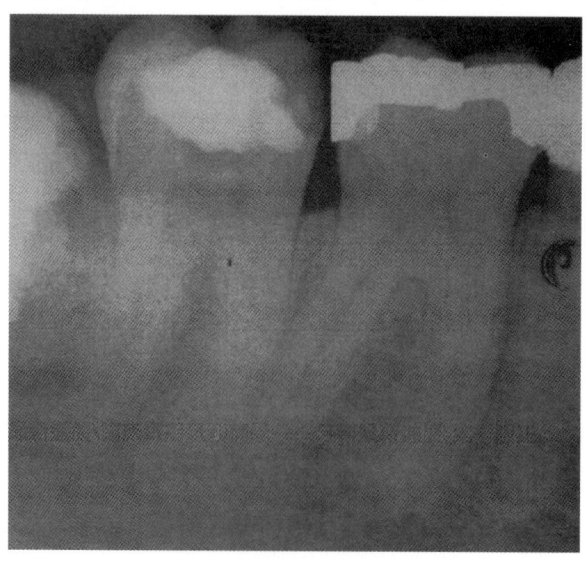

图2.1　增宽的牙周膜间隙

增生性牙髓炎

　　这种不可逆性牙髓炎也称为牙髓息肉。它是年轻牙髓组织慢性炎性增生的结果。治疗方法为根管治疗或拔除。

第2章 疾病过程

牙髓坏死

牙髓坏死是不可逆性牙髓炎的最终结局。治疗方法为根管治疗或拔除。

硬组织改变

牙髓钙化

牙齿萌出和牙根发育完成之后,生理性的第二期牙本质会持续形成。它沉积在髓室底和髓室顶,而不是髓室壁,随着时间发展可导致髓腔的闭塞。第三期牙本质产生于对环境刺激的反应,分为反应性和修复性牙本质。反应性牙本质是对轻微有害刺激的反应;而修复性牙本质是对强烈有害刺激的反应,直接沉积于受损部位下方的牙本质小管内。治疗依据牙髓症状而定。

内吸收

有时候,牙髓炎症引起的变化可导致"破牙本质活性",引发牙本质的吸收,临床上如果病损发生在牙冠,会透出粉红色(图2.2A)。放射学检查可发现剩余髓腔有连续的打孔状轮廓(图2.2B)。根管治疗可终止吸收过程,但如果损坏很严重,就需要将患牙拔除。

需要牢记的是牙髓炎症并不是静止的,不是按顺序从一种状态发展到另一种状态;慢性炎症和急性炎症都有可能存在[3]。

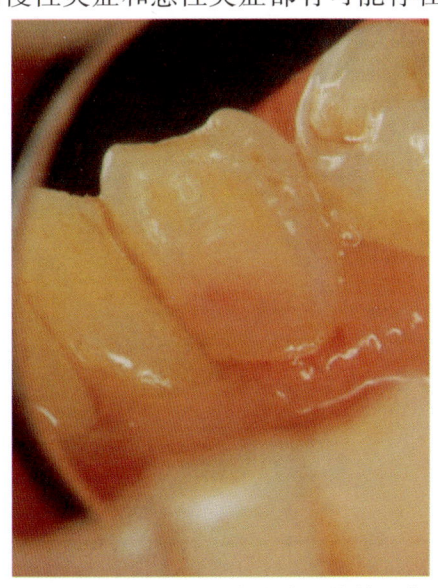 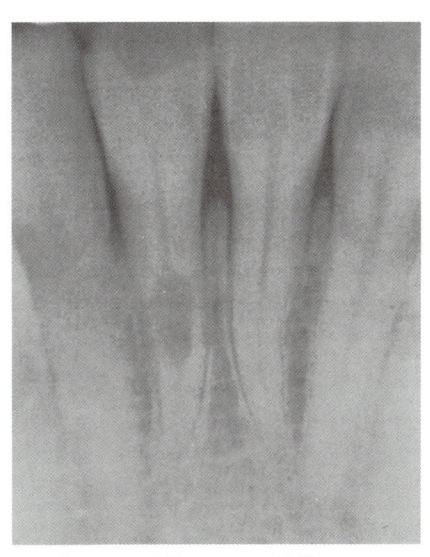

图2.2 口内有内吸收的两个不同牙齿;(A) 照片;(B) X线片

根尖周疾病的分类

急性根尖周炎

引起急性根尖周炎的原因包括咬合创伤,从感染的牙髓进入根尖周组织的细菌,来自坏死牙髓的毒素、化学物质、刺激或根管治疗中的过度预备。临床上,患牙有咬合痛,放射影像可见牙周膜间隙增宽。治疗依据对牙髓状态的判断,治疗方法有多种选择,从调𬌗到根管治疗,甚至是牙拔除。

慢性根尖周炎

慢性根尖周炎是牙髓坏死的结果。患牙对牙髓敏感试验无反应。咬合痛即使存在,通常也很轻微,但是触诊根尖时通常有一定程度的疼痛。X 线表现多样,从牙周膜间隙轻微增宽到根尖周组织的大面积破坏(图 2.3)。治疗包括根管治疗或拔牙。

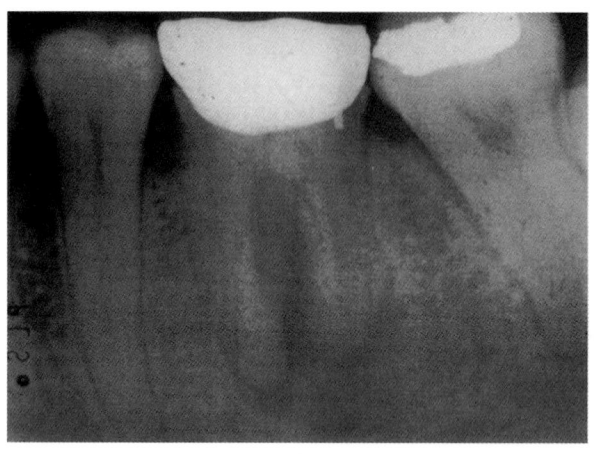

图 2.3　根尖周炎的患牙

致密性骨炎

致密性骨炎是慢性根尖周炎的变异,表现为骨小梁受刺激时反应性弥漫增生。X 线片上,受侵犯的牙根区可见围绕牙根的不透射区。仅在有症状或牙髓状态提示必要时才做治疗。

急性根尖脓肿

急性根尖脓肿是针对侵入根尖周组织的微生物及其刺激物的严重炎症反应。症状从轻微不适或肿胀,到全身表现如体温升高和全身不适。患牙触诊和叩诊时疼痛。X 线表现因根尖周破坏的量而变化,通常有一个明确的 X 线透射区。很多急性根尖脓肿是慢性病变的急性发作。慢性根尖周病变的治疗过程中,通常会有急性发作出现。

急性根尖周脓肿的初期治疗包括尽快去除病因、通过开髓或切开肿胀部位进行引流。根据病人的情况给予抗生素或镇痛药。一旦急性症状消退可进行根管治疗或拔牙。

慢性根尖脓肿

在这种状况下脓肿形成通道并排脓。该通道通常表现为口内的窦道（图2.4），少数自口外引流。还可能通过牙周膜排脓，这种情形类似于牙周袋。这类通道或管道通常在根管治疗或拔牙后自愈。

非牙髓源性损害的X线片表现

X线片上显示的损害通常是牙髓源性的，但也有其他原因，包括正常解剖结构、良性或恶性损害。下列目录并未囊括所有可能的情况，读者需参考口腔病理学的相关章节。

· 解剖结构 某些正常的解剖结构是透射性的，如上颌窦、颏孔、鼻腭孔。这种情形下，相关牙对牙髓敏感试验反应正常，不同角度的X线片显示损害与牙根并没有多大的联系。

· 良性损害 与牙髓源性的病变类似的良性损害包括牙骨质瘤、纤维发育异常、骨化纤维瘤、囊肿（如始基囊肿，根侧牙周囊肿，始基囊肿，外伤性骨囊肿）、中心巨细胞肉芽肿、中心血管瘤和釉母细胞瘤。在这些病变中牙周的硬骨板完整，最终的诊断依赖于适当的组织活检。

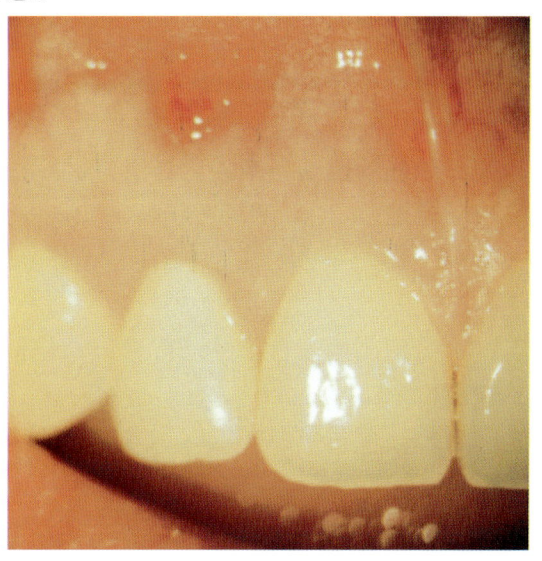

图2.4 口内窦道

· 恶性损害 已发现的恶性损害包括鳞状细胞癌、骨肉瘤、软骨肉瘤、多发性骨髓瘤。这些损害通常伴有快速的硬组织破坏。

参考文献

1. Dummer PMH, Hicks R, Hows D. Clinical signs and symptoms in pulp diseases. Int Endod J 1980;13:27 – 35.

2. Montgomery S, Fergusson CD. Diagnosis, treatment planning and prognostic consideration. Dent Clin North Am 1986; 30:533 – 548.

3. Seltzer S, Bender I, Ziontz M. The dynamics of pulp inflammation: correlations between diagnostic data and actual histologic findings in the pulp. Oral Surg Oral Med Oral Pathol. 1963;66:969 – 977.

第3章 病史、诊断、病例选择和治疗计划

口腔颌面部疼痛最常见的原因是牙髓或根尖周疾病。但某些影响到牙周组织、窦道、颞下颌关节、咀嚼肌、耳、鼻、眼、神经和血管的疾病也可能引起类似于牙髓来源的疼痛。

牙髓病的成功诊断需要有系统的病史询问、临床检查和适当的辅助诊断。

病史

主诉

尽量使用病人自己的语言来记录他们的症状或问题。

全身病史

应该记录每位新病人的最新的全身病史,更新复诊病人的病史,标明日期并署名。

牙科病史

概要地了解病人过去和现在口腔治疗的情况。这些信息可能会为诊断提供一些线索,同时也是建立病人对口腔健康和治疗的正确态度的一个机会。而这些都会影响治疗决策和计划。

疼痛史

围绕病人的症状进行问诊来获取相关信息。这种方式带有主观性。所提的问题包括:

疼痛的位置 有时病人能确定疼痛的位置,但是医生必须谨慎,因为牙髓炎引起的疼痛可以向别的部位放散。口腔颌面部的任何部位可能都会感觉到疼痛。

疼痛的类型及程度 病人可能会用许多种方式来描述疼痛,如锐痛、钝痛、跳痛、刺痛、烧灼样痛、电击样痛、表浅痛和深层痛等。疼痛对病人的生活影响越大,越有可能是不可逆的。

疼痛持续时间 询问去除刺激源后疼痛持续的时间。持续时间越长,疼痛越有可能是不可逆的。

刺激源 很多刺激可以导致疼痛,如热、冷、甜、咬合和姿势等。但是疼痛也可能是自发的。需要选择特殊的检测来确定引起疼痛的根本原因。

疼痛的缓解 缓解疼痛比较常用的方法有使用镇痛药,抗生素,有些病人含冰水也能缓解疼痛。

初步诊断

通过病史以及对症状和体征的鉴别诊断能帮助临床做出初步诊断。再通过

临床检查来收集必要的信息以确定或是完善这个诊断。

临床检查

口外检查 整体评估病人的一般表现和健康状况。注意有无红、肿、口外窦道口(图3.1,3.2),淋巴结有无肿大或压痛,咀嚼肌和颞下颌关节有无压痛,并记录张口度。

口内软组织检查 检查所有的口腔黏膜和牙龈组织有无变色、炎症改变及病理变化。

牙周组织 需要做牙周基础检查。如果指数为4,还需对牙周组织做进一步的评估。

口内(硬组织) 检查牙齿是否有龋坏、大面积充填物、冠修复体、变色、折裂、磨损、磨耗、腐蚀及其可恢复性。

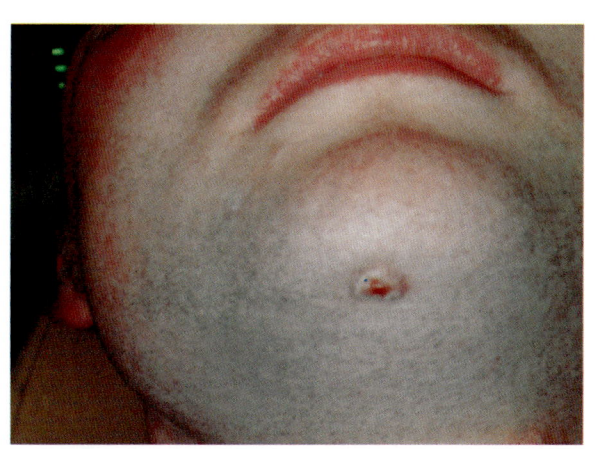

图3.1 下切牙牙髓坏死引起的口外引流窦道

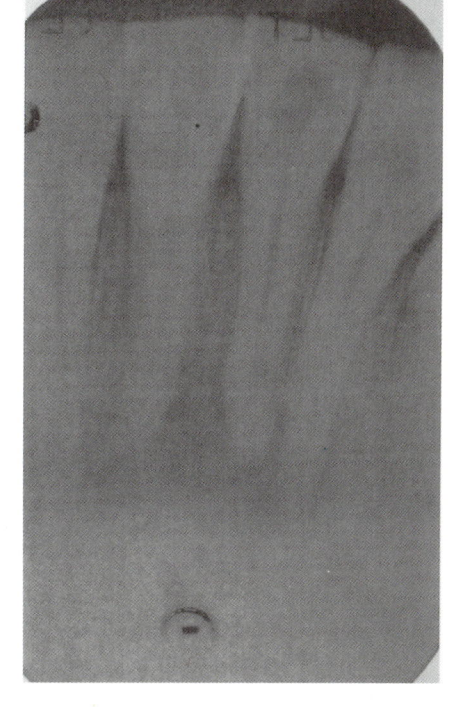

图3.2 图3.1患者下切牙的X线片

牙齿特殊检查

软组织

红 检查牙齿周围的组织有无变红。

窦道 若发现有窦道则提示有化脓性病变(图3.3A)。往其中插入一牙胶尖后拍摄X线片能够发现窦道通往哪个牙根(图3.3B)。

肿 检查牙齿周围有无肿胀,及肿胀组织的质地。

触诊 触诊临近的颊侧和舌侧黏膜,阳性结果(有触痛)则提示炎症已在松质骨内扩散并且已到达骨皮质和骨膜下。

叩诊 轻叩或轻压牙齿的咬合面和侧面,若有疼痛则提示有根尖周炎症。

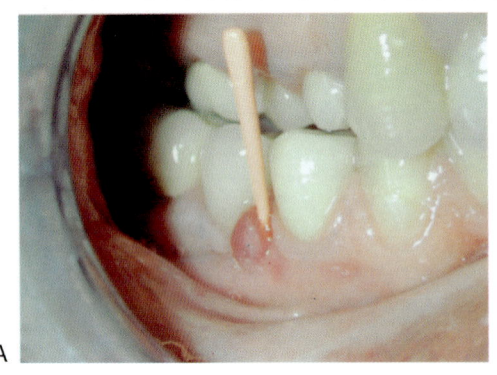
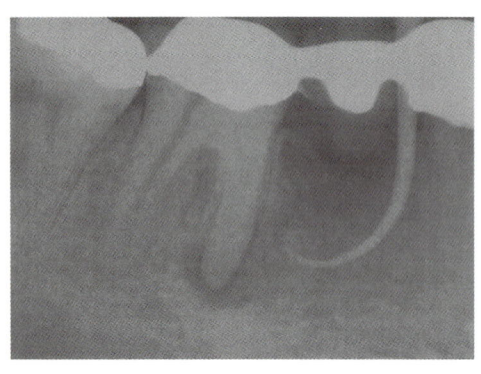

图 3.3 窦道来源的确定(A)向口内窦道插入牙胶尖,以寻找窦道来源;(B)插入牙胶尖后拍摄的 X 线片

牙周组织

牙周袋 如果牙周基础检查发现问题,应对可疑牙周围进行详细探查。有时可发现存在牙周袋,深而狭窄的牙周袋提示有根折或根尖炎症经龈沟引流(图3.4)。较宽的牙周袋常为牙周源性疾病所致。当牙髓与牙周组织之间存在交通途径时,牙髓敏感测试可帮助区别病变是来源于牙髓还是来源于牙周。

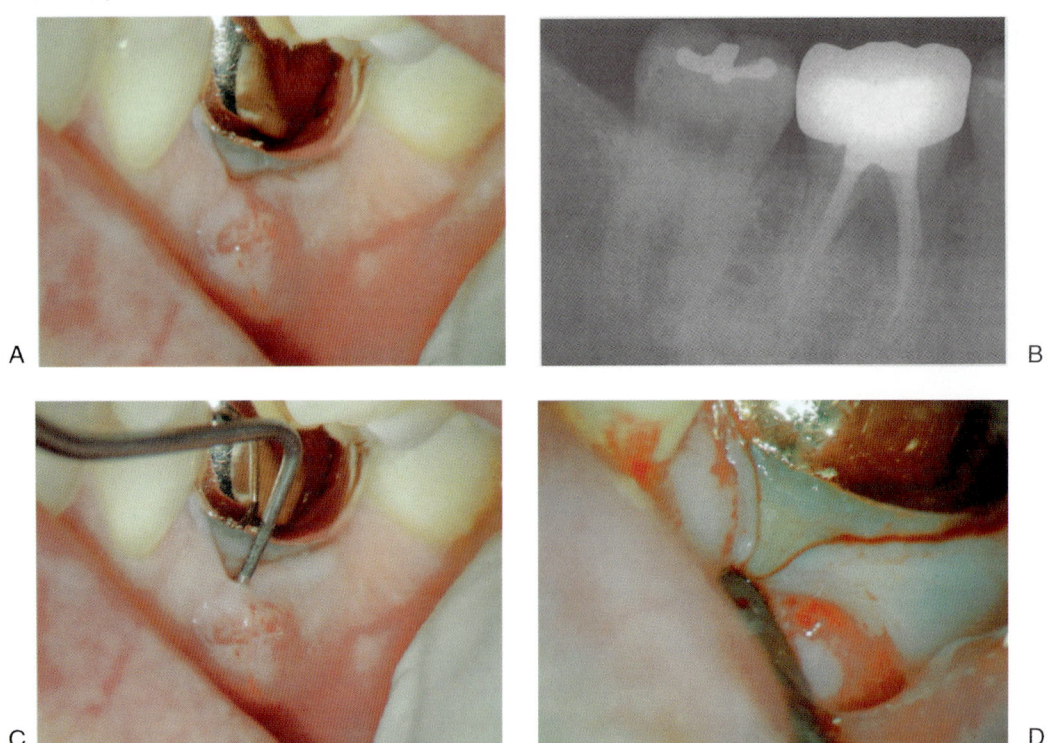

图 3.4 窦道与深牙周袋及可能的根折相关(A)下颌第一磨牙对应的引流窦道口;(B)该牙的 X 线片;(C)深牙周袋提示可能有根折;(D)翻瓣后发现根折

松 动 度　将口镜置于牙齿侧方观察并记录其松动度,不到 1 mm 记为 1 度,超过 1 mm 记为 2 度,存在垂直向松动记为 3 度。

探诊出血　记录牙周探查时有无出血,并与其他检查结果相互参照。注意有无脓液排出。

牙龈退缩　检查发现牙龈退缩时,如可能,需与牙周袋深度综合评价,以记录总体的附着丧失。

咬合分析　检查可疑牙在前伸、后退及侧向咬合时有无干扰。任何干扰都有可能引起一定程度的咬合创伤,继而导致急性根尖周炎的发生。

诊断试验

所有的测试都有其自身的局限性,所以在确定牙髓是否健康时都不可能是绝对可靠的。一般来讲,这些测试能比较准确地判定牙齿是否正常,但对被测牙是否已开始有病理变化的判断没有太大的参考价值[1]。因此,应重视它们的实施方式和解读方式。测试的目的是找到引起不适的牙齿。一般而言,要先从正常的牙齿开始测试。

特殊检查

牙髓敏感性测试　本测试通过测定牙髓对刺激的反应可以鉴别患牙。通常应尽量模拟引起疼痛的刺激。

温度测试

冷测试——将 Endo Ice(图 3.5)喷洒在棉纱布上,冰块或干冰条都可用于模拟冷刺激。

热测试——上橡皮障后,可以用热牙胶或者热水模拟热刺激。

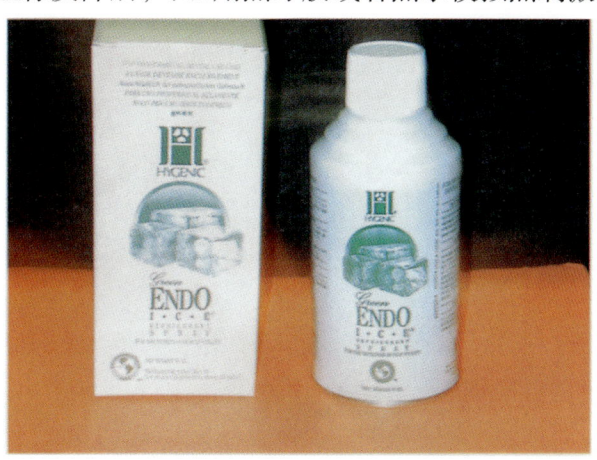

图 3.5　Endo Ice

牙髓活力电测试　这些仪器(图 3.6)可以检测牙齿中是否还存在具有活性的

神经组织,但无法分辨出神经变性的不同时期,也不能提供牙齿血供变化的信息。换句话说,这项测试只能得到一个阳性或阴性反应的结果,并不能获得任何具有诊断价值的数据[2]。而且应当认识到,有可能会出现错误的结果(见表3.1)。

表3.1 可引起错误的牙髓活性测试结果的原因

假阳性

与金属修复体接触导致与邻牙或龈沟接触

未能适当分离牙齿

紧张

液化坏死导致在牙周韧带发生传导

假阴性

病人在测试前有用药史

接触不充分

创伤

过度钙化

根尖未发育完成

局部坏死

透照 光导纤维透照对于牙隐裂的诊断很有用(图3.7)。

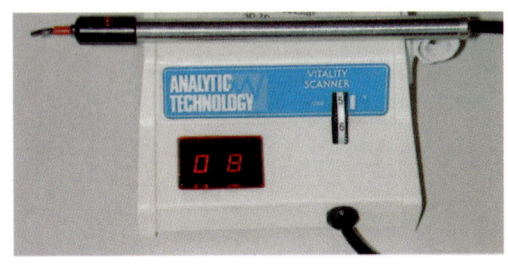

图3.6 电子牙髓测试仪(Analytic Technology)

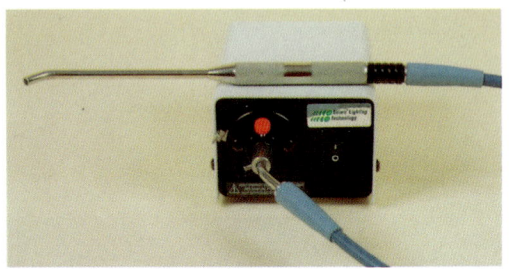

图3.7 纤维透照仪

隐裂检测 隐裂开始是看不到的,在牙齿间使用橡皮障(经咬合)可以帮助诊断。有种塑料的咬合棒(裂隙探测器,图3.8)可以用来依次检查每个牙尖。通常,在咬合压力释放的时候会出现疼痛。

选择性麻醉 这种方法对存在放散痛时有用,有助于区别疼痛的起源在上颌骨还是下颌骨。但是对区别邻牙的疼痛用处不大,因为麻醉作用可以很快扩散。

诊断性备洞 偶尔,别无他法时,可考虑在无局麻的情况下制备一个深至牙本质的洞作为敏感性测试的另一种方法。然而,还无把握从这个过程当中能否获得什么额外的诊断信息。

第 3 章 病史、诊断、病例选择和治疗计划

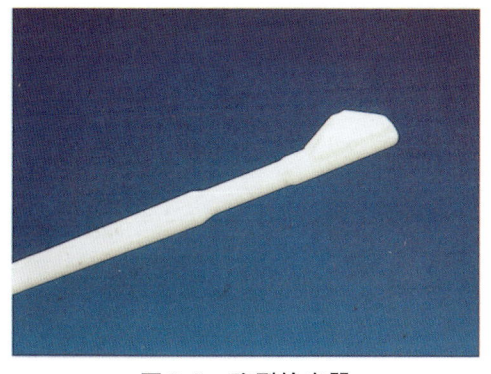

图 3.8　隐裂检查器

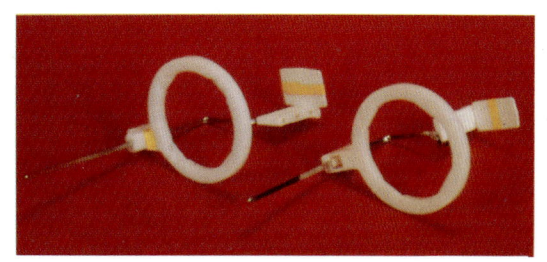

图 3.9　平行技术所用夹片器

X 线 片　应使用采用并联技术的持片器拍摄 X 线片,并使用合适的观片器(必要时还应具备放大功能)读片。由于早期牙髓变性时没有牙周间隙增宽,所以 X 线片无法显示早期牙髓炎的征象。X 线片可以提供很多信息以确认诊断,但是不能单独仅凭此诊断。X 线片可以发现的征象主要包括硬骨板的丧失(侧向或向根尖方向)和清晰的根周透射影(图 3.10)。X 线片还能显示髓腔或根管钙化,这样就可以解释牙髓敏感性测试反应为何降低,这也从另一个侧面强调了使用多种测试方法的必要性。极少数情况下 X 线片还可能发现牙齿/牙根的吸收所导致的缺损。表 3.2 所列为借助 X 线片可评估的方面。

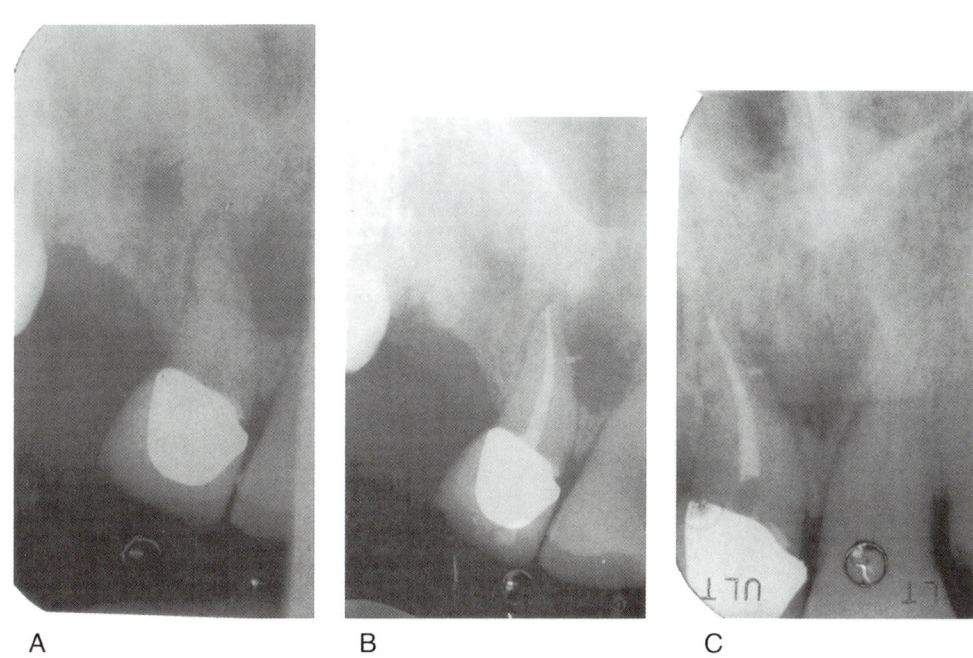

图 3.10　(A)21 牙术前片,可见一大的透射区,患者一年前曾做过囊肿摘除术;(B)21 牙根管治疗术后即时 X 线片,可发现有一侧支根管;(C)21 牙术后 1 年随访 X 线片,透射区面积缩小

表3.2　X线片检查鉴定表

- 牙周骨组织的支持
- 龋坏
- 牙冠外形和大小
- 修复体周围和髓腔的关系
- 修复体的质量包括牙冠的封闭性
- 髓腔大小,有无钙化
- 冠根比
- 牙根数
- 牙根解剖形态
- 根管解剖形态
- 根管钙化
- 牙根附近的重要结构
- 根尖周或根分叉处牙髓源性损伤的存在
- 根折
- 额外根管
- 吸收导致的缺损
- 以前治疗的质量和效果
- 所使用的牙根充填材料
- 有无钉/桩
- 医源性并发症

诊断

经过以上系统的询问病史和适当的检查,对于牙髓和根尖周疾病通常可以做出诊断。这些诊断先前已经提到过了,包括可复性牙髓炎、不可复性牙髓炎、牙髓坏死、吸收性改变、急慢性根尖周炎和急慢性根尖周脓肿。

由于牙髓病的病史和其临床症状体征间的关联不是很明显,所以建议至少有两项测试提示有牙髓病变时再进行牙髓治疗或拔除患牙。将诊断结果纪录在病历中以便制定相应的治疗措施。尽管以上的诊断过程系统而仔细,但有时要做出一个确切的诊断依然有困难。

就算是获得了全部的病史资料,也做了适当的检查,临床医师可能仍然不能确定疼痛是不是牙源性的。如果诊断尚属模棱两可,就不能做牙髓治疗。遇到诊断困难的病人,可以考虑请口腔颌面部疼痛医师、神经外科医师或耳鼻喉科专家会诊。表3.3为以上检查和诊断过程的一个总结。

表 3.3 检查和诊断过程小结

视诊
- 牙齿的可修复性 · 牙齿的功能 · 有无发红 · 有无窦道 · 有无肿胀

临床检查
- 龈沟触痛
- 牙齿叩痛
- 牙周膜
  探查时出血 松动度 牙周袋深度

特殊测试
- 温度测试
  热测试 冷测试
- 牙髓活力电测验（EPT）
- 隐裂探测器
- 透照
- X 线片
  根尖片 咬翼片 咬合片 全口曲面断层片

诊断
- 牙髓
  活髓 可复性牙髓炎 不可复性牙髓炎 牙髓坏死 牙髓息肉
- 根尖周
  正常 牙周膜腔增宽 有透射影,慢性根尖周炎 急、慢性牙槽脓肿
  致密性骨炎 根折？

治疗计划
- 监护 · 正常根管治疗 · 根管外科治疗 · 探查 · 拔除

病例选择

一旦做出诊断就需要制定相应的治疗方案。即使在技术层面上牙髓治疗应当实施,也不能构成进行牙髓治疗的充分理由,因为病人的意向和愿望也十分重要。病人过去的口腔治疗史可以提供很多病人对于治疗的态度的信息。所以好的牙髓治疗需要花费很长时间,而且需要病人和医生的沟通。

治疗计划

治疗计划应首先考虑牙髓或牙周疼痛的控制,以及无法保留的患牙的拔除。大的龋坏(图 3.11)应该先予以稳定,同时相应的预防性措施,包括牙周治疗,也应当考虑到。这样牙髓治疗和修复过程就可以在一个更健康的环境下进行,而且治疗结果更容易预见。表 3.4 总结了牙髓病诊断和病例选择的某些关键因素。

表 3.4　牙髓病诊断和病例选择的关键因素

诊断

病人的主诉

治疗计划

对比病人的整个牙列的正常牙与患牙

该拔除的牙包括

无法修复的

牙周预后很差的

严重劈裂的

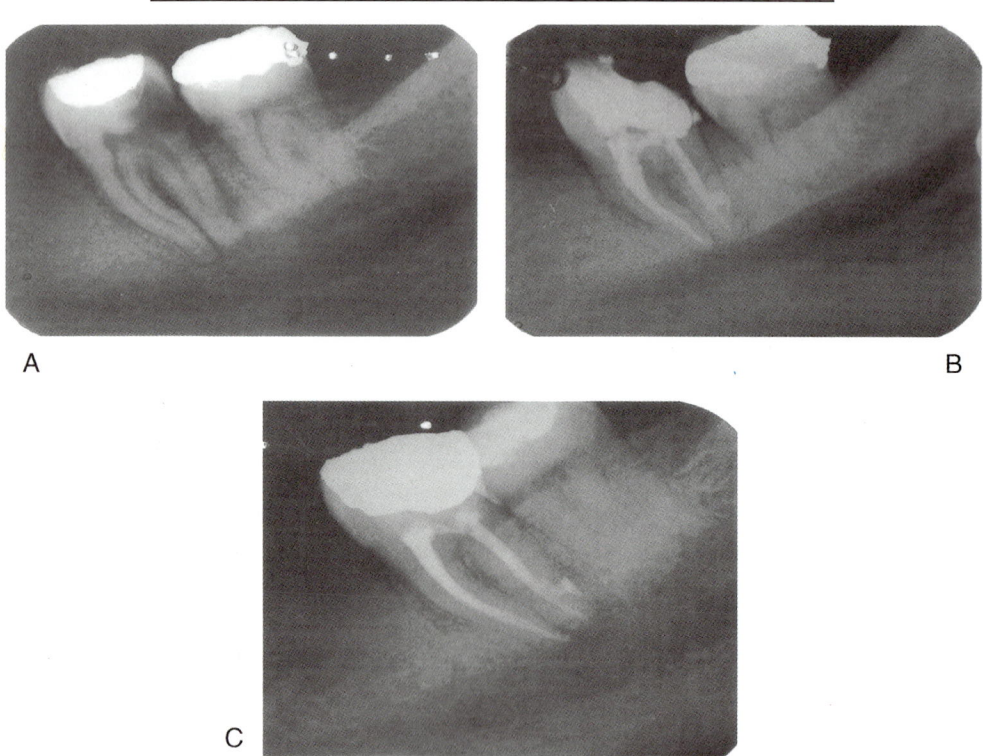

图 3.11　(A) 牙齿可修复,因此适于做根管治疗;(B) 去龋,完成根管治疗;(C) 修复完成后 6 个月的随访

根管治疗的适应证

牙髓和根尖周疾病

根管治疗最常见的适应证是牙髓和根尖周病变。牙髓病变可以进行选择性的根管治疗。例如,在准备进行大的修复治疗而牙齿预备可能伤及牙髓时。如果X线片发现牙髓有进行性钙化,此时已不能进行根管治疗。不过,要是认为这部分髓腔将用于修复目的时,也可以进行根管治疗。

修复需要

有时为了修复需要可能进行选择性的根管治疗。例如对在牙龈水平发生折断的牙齿,其缺失的部分可用于修复,而残留的牙可作为覆盖义齿的基牙。

牙周疾病

如果牙周病变主要来源于牙髓,如果病根得到迅速解决,牙周病变势必不能持久,再附着通常会发生。如果只是解决了部分根源,要想得到成功的结果就需要同时进行牙周治疗。对于严重的牙周病,在根管治疗后还可能要将一个或多个牙根切除。

牙齿折裂

临床上这个问题逐渐增多[3]。尽管髓腔底部或根管与牙周相通可能导致牙齿的丧失,但是小的折裂还是可以治疗的。

根管再治疗

根管再治疗正在成为一个逐渐增多的临床问题,我们将在第8章详细说明。

治疗的禁忌证

一般因素

病人的治疗史或一般健康状况可能会妨碍治疗。如果病人有使用抗生素的适应证,那就应该给以抗生素,此时即使根管预备不太可能引起菌血症,放置橡皮障也十分必要。病人不愿做根管治疗,或是张口受限也会妨碍牙髓治疗。治疗后牙时至少需要两指的张口度。应当牢记:随着病人咀嚼肌的疲劳,任何程度的张口度都会减小。

修复因素

临床检查可能会发现牙齿已经无法修复、几乎没有功能或者牙周预后很差。这样的情况会妨碍根管治疗。可能还存在其他的病变,如牙内吸收或外吸收。虽然去髓后牙体内吸收可以治愈,但是也要考虑剩余牙根的强度是否与其功能相适应。

创伤

可能存在根折,包括水平向的(图3.12)和垂直向的(图3.13)。从根中1/3至根尖1/3的水平向的根折预后很好,因为根尖部分常可保持活髓,根管治疗只需做到折裂线处即可。然而如果折裂已经累及龈沟,由于折裂处和牙周相联系,很快会发生感染。这种情况包括创伤后发生的纵行和斜行的根折。确认纵行的根折时可能需要翻瓣以便于直接观察牙根[4]。

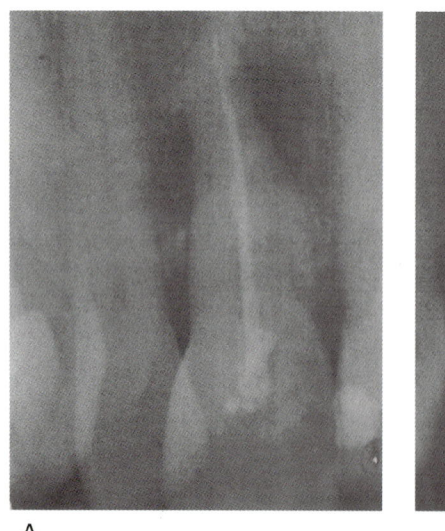
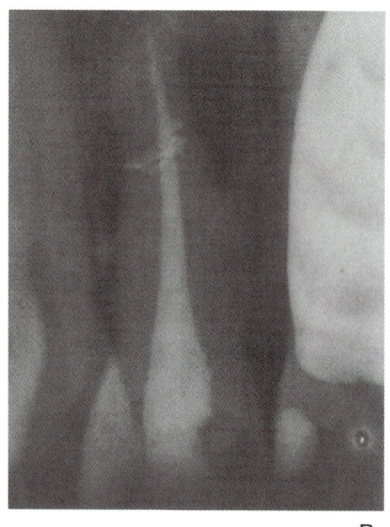

图 3.12　（A，B）水平根折的术前与术后。通常治疗深及折裂线即可,然而这个病例的根尖部分因感染已被外科手术去除。如果没有根尖周感染,这种情况下根管治疗通常只需要做到折裂线即可,根尖部分不用处理

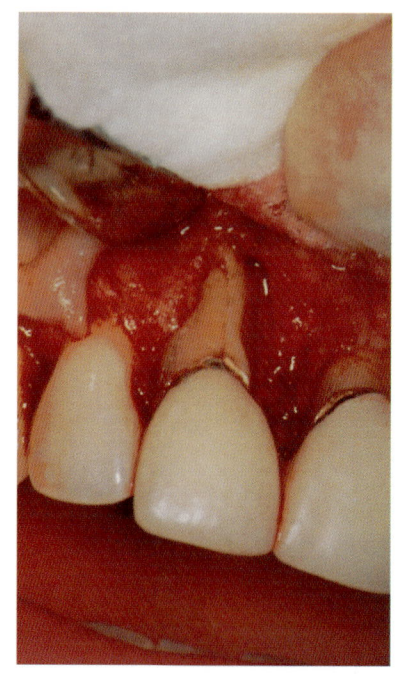

图 3.13　翻瓣后直视下发现的垂直根折

牙齿内外的复杂的解剖结构

其它禁忌证包括存在复杂的解剖结构而无法治疗。这样的变异可以是牙内的(牙中牙,图 3.14),也可以是牙外的(根面沟)。上切牙腭侧的根面沟,像根折一样由于不能充分清洁而形成一个持久的感染灶,所以预后较差。

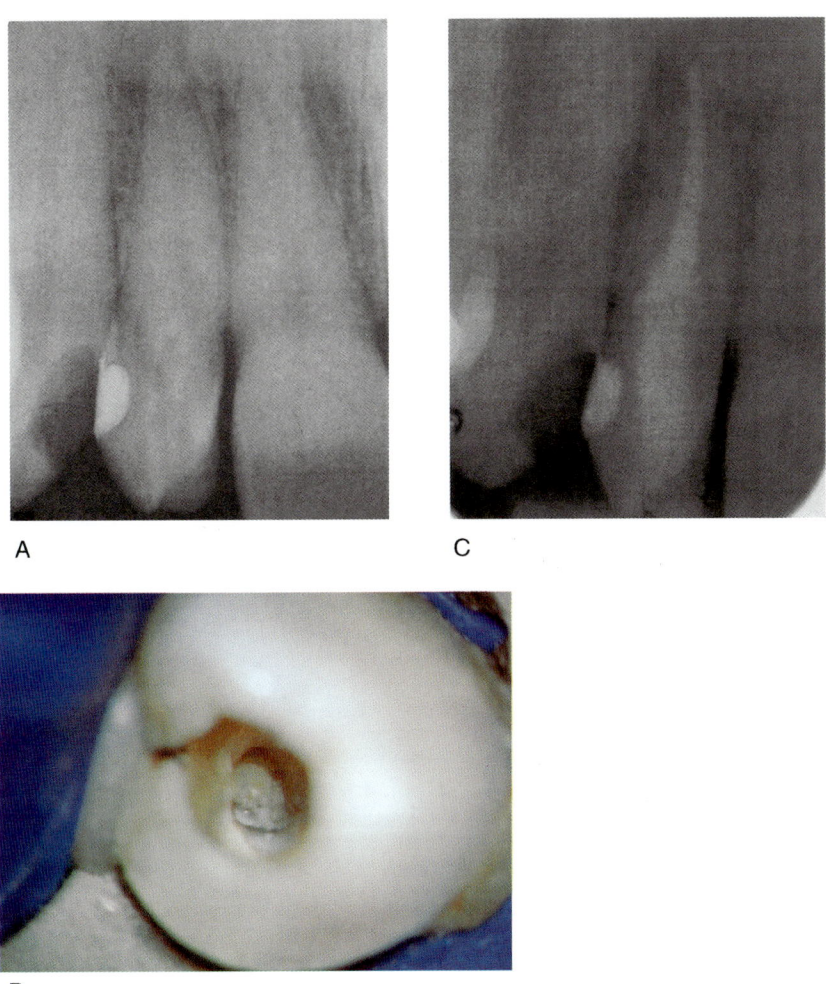

图 3.14 （A~C）本例所示的小的内陷可以进行牙髓治疗；而更大的内陷，因解剖复杂，感染无法去除干净，因此疗效很差

参考文献

1. Hyman JJ, Cohen ME. The predictive value of endodontic diagnostic tests. Oral Surg Oral Med Oral Pathol 1984;58:343－346.

2. Chambers F. The role and method of pulp testing in oral diagnosis. Int Endod J 1982;15:1－15

3. Cameron CE. The cracked tooth syndrome: additional findings. J Am Dent Assoc 1976;93:971－975.

4. Pitts DL, Natkin E. Diagnosis and treatment of vertical root fractures. J Endod. 1983;9:338－346.（注：原著为 1984，是错的，查文献结果是 1983）

第4章 根管解剖及开髓入口

根管系统的解剖要比传统的说法更加复杂。显示根管形态的技术,从1920年开始的用硫化橡胶注入根管系统法到最近的CT法[1,2],无不显示了根管系统的复杂性。根管系统包括根管侧支,副根管,根尖分歧,根尖三角以及主根管(图4.1,4.2)。

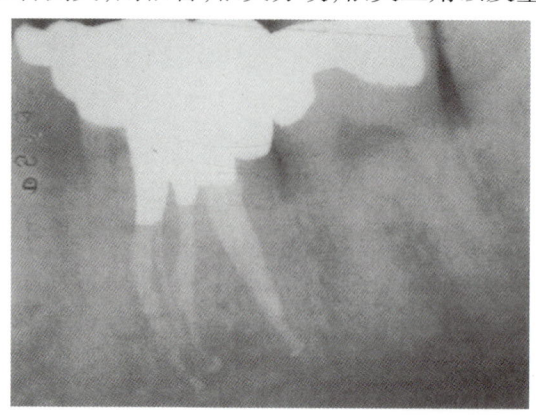

图4.1 术后X线片显示下颌第一磨牙近中根解剖复杂,有多个根尖孔

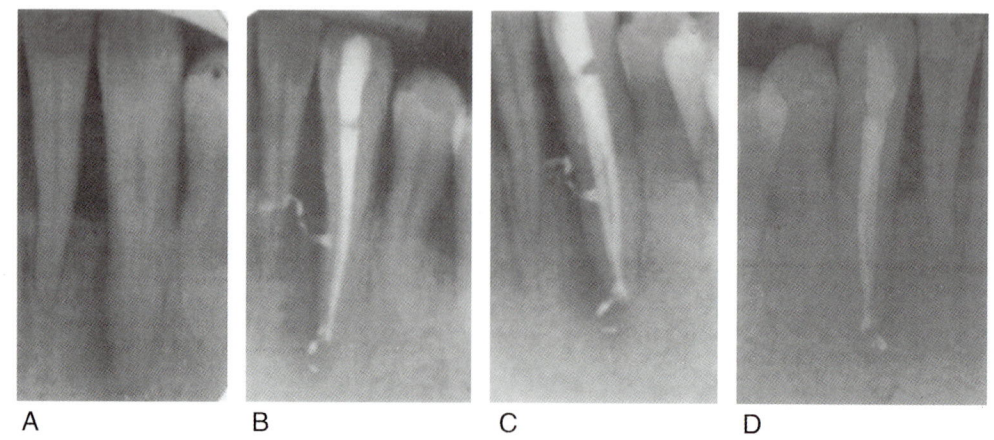

图4.2 (A~D)术前、充填后和6个月随访的X线片,显示下尖牙有侧支根管和根尖三角

髓室

总的来说,牙冠的解剖结构在横断面上是髓室外形的一个投影,无论前牙还是后牙,根管口一般位于牙尖或者舌面隆凸的下方。所以很明显,假如牙齿被铸造修复体修复,其解剖形态也会随之发生变化,这时候就需要特别注意对其根管进行定位。髓室底的牙本质通常是呈现蓝色或者灰色的,颜色与侧壁有所不同。

知道这个细节对定位根管口非常有帮助,而且还可以通过髓室底的沟来反映根管口的位置,因为根管口总是位于沟上或者沟与沟相接的地方。

根管

主根管可以通过器械进行清理,但是侧支根管,副根管,根尖分歧则必须通过化学方法才能清理[3],因为器械是很难到达这些部位的(图4.2)。

根尖解剖

根管终止于根尖孔(图4.3),它离解剖学的根尖尖端表面约3 mm[4]。根尖缩窄是根管最狭窄的部分,位于根尖稍冠方的位置,并且从根尖缩窄处到解剖性根尖孔成漏斗样。根尖的局部解剖在很多研究中都有记载[5-7],发现根尖缩窄离根尖孔大约0.5 mm。根尖孔的直径和形态也不是固定的,在下颌切牙其直径大约是0.3 mm,而下颌磨牙其直径为0.6 mm。这些研究结果对临床中工作长度和宽度的建立,包括电子根尖定位仪的应用有很大的指导意义,这些将在以后的章节中进行讨论。

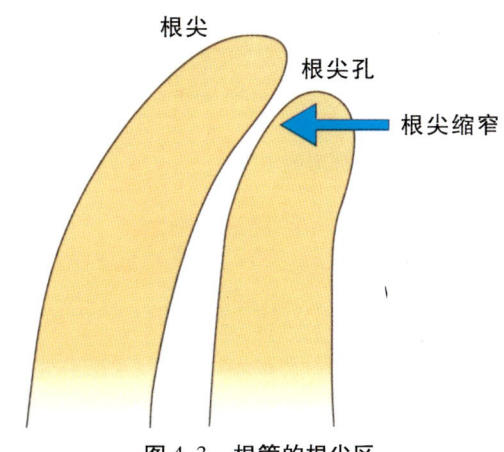

图4.3 根管的根尖区

根管形态的分类

根管的形态学有2种分类系统:Weine分类[8]和Vertucci分类[9]。后者较前者涵盖了更多详实的根管形态,而前者则更简单也便于临床应用。Weine分类概括于表4.1。

表4.1 根管形态的Weine分类法

1类——从髓室延伸至根尖孔为单一根管,并且只有1个根尖孔(图4.5)

2类——从髓室延伸至根尖孔为2个根管,但是只有1个根尖孔。通常是由于2个根管在根尖区融合而产生的结果(图4.6)

3类——从髓室延伸至根尖孔为2个根管并且有2个根尖孔,即2个根管分别独立到达其根尖孔(图4.7)

4类——在髓室处仅有1个根管,但是在下行过程中分成2个独立的根管,并且有2个根尖孔(图4.8)

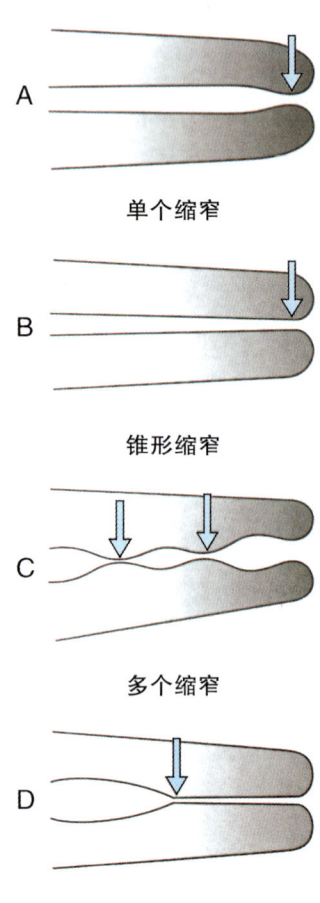

A

单个缩窄

B

锥形缩窄

C

多个缩窄

D

平行缩窄

图 4.4　根尖区变异
（摘自 International Endodontic Journal, 经许可）

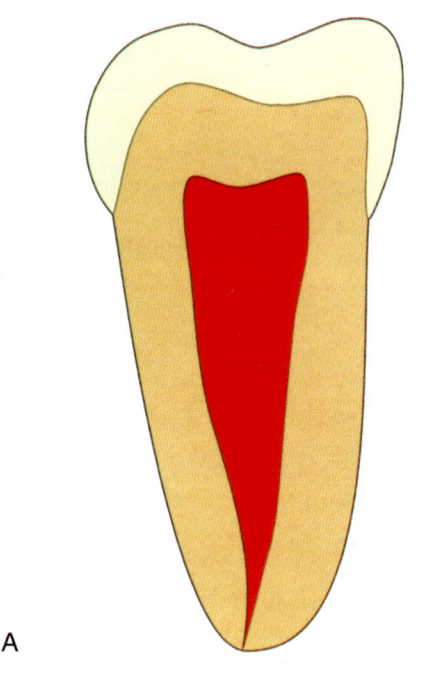

A

Weine 第 1 类示意图

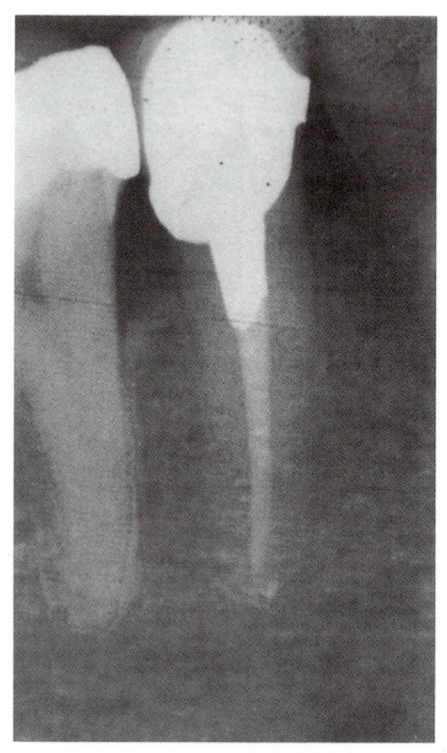

B

Weine 第 1 类临床病例

图 4.5　Weine 根管形态分类之第 1 类

第 4 章 根管解剖及开髓入口

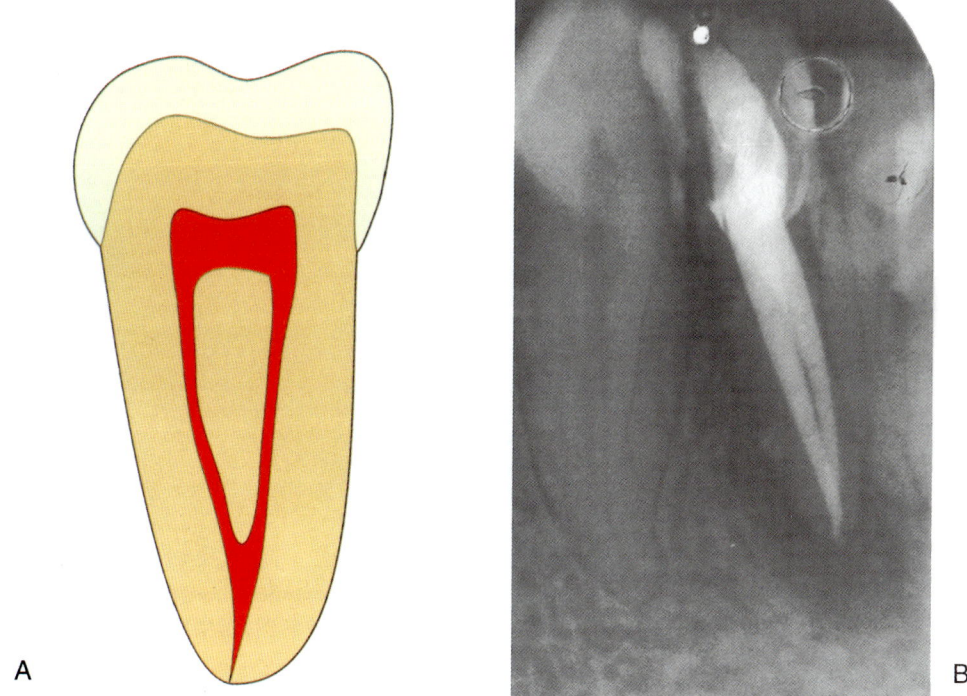

图 4.6 Weine 根管形态分类之第 2 类（A）Weine 第 2 类示意图；（B）Weine 第 2 类临床病例

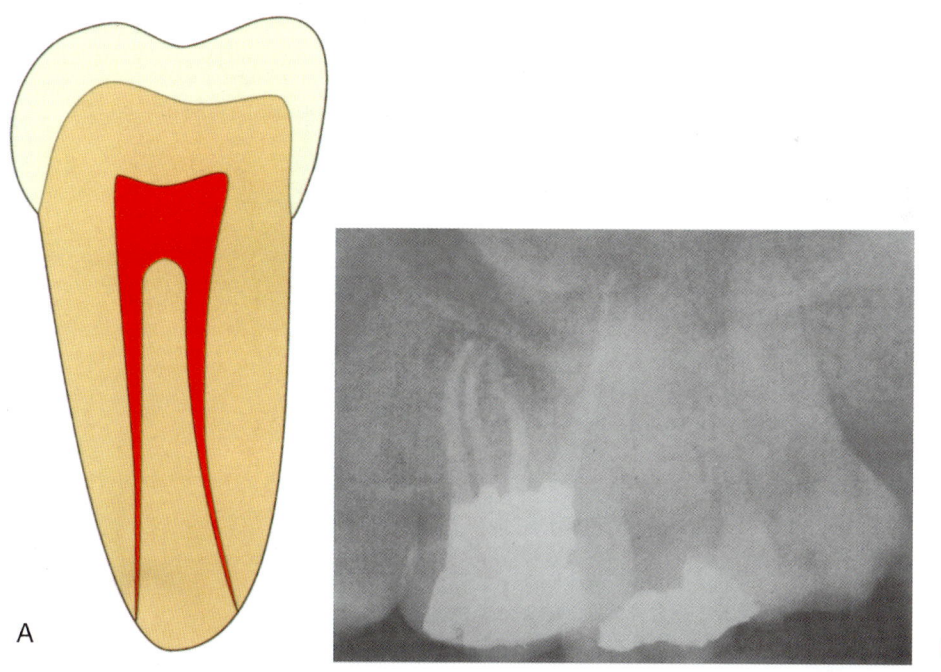

图 4.7 Weine 根管形态分类之第 3 类（A）Weine 第 3 类示意图；（B）Weine 第 3 类临床病例（近颊根内）

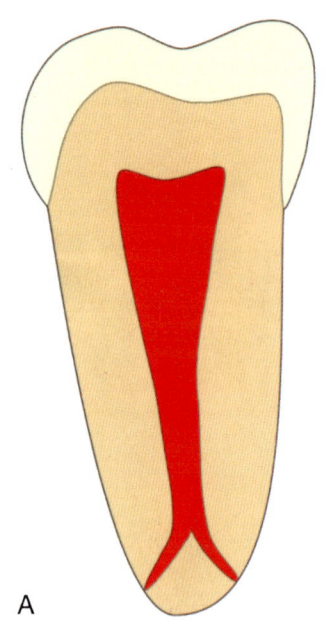
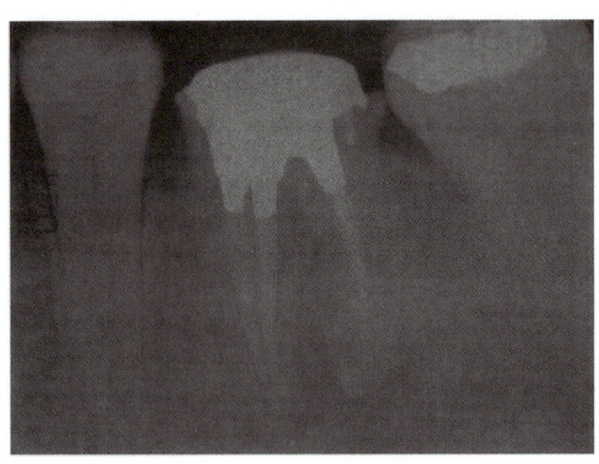

图 4.8　Weine 根管分类之第 4 类（A）Weine 第 4 类示意图；（B）临床病例（远中根为 Weine 第 4 类，近中根为 Weine 第 3 类）

尽早确定根管的形态对根管预备很有帮助。比如在知道了其属于 Weine 第 2 类后，操作者就可以防止在不知情的情况下将旋转镍钛器械放入"S"形区域预备的错误，从而降低了"断针"的风险（图 4.9）。

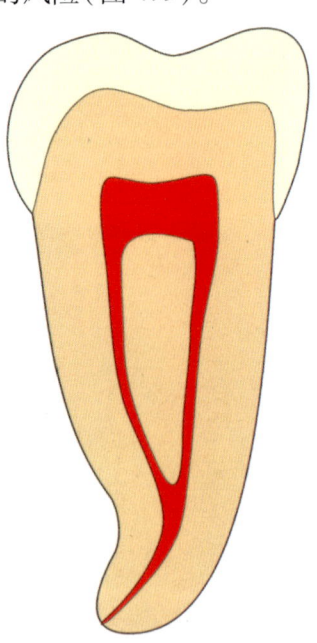

图 4.9　下颌磨牙近中根内的 Weine 第 2 类。颊侧根管弯曲为 S 形，舌侧根管弯曲单一。临床上可以通过单独或同时向根管内插入扩孔钻，通过扩孔钻的进入深度判断出来。这种情况下，将单一弯曲的根管作为主根管无疑是明智的选择

开髓入口及其应用解剖

切牙和尖牙

上颌中切牙和侧切牙的开髓入口的选择一般比较简单,通常是三角形(图4.10A)。上下颌的尖牙的开髓入口一般相同,为卵圆形(图4.10B)。

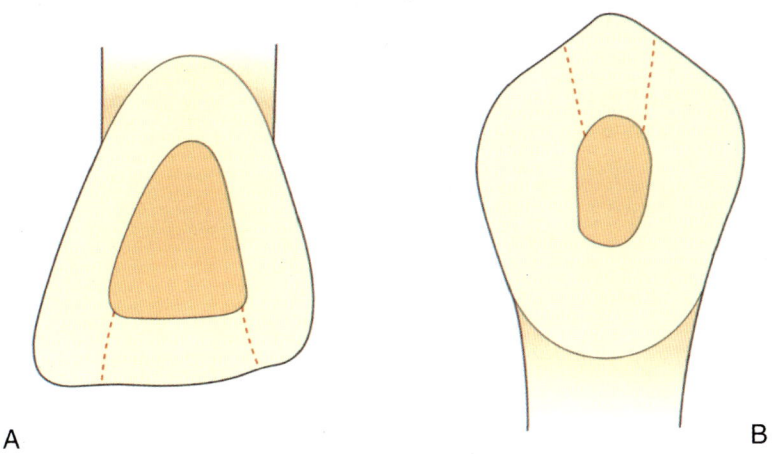

图4.10 尖牙与上切牙的开髓孔外形(A)上切牙开髓孔外形;(B)下尖牙开髓孔外形

下切牙

这些牙的牙根通常在颊舌向上非常宽,而在近远中向上比较窄。大约50%的下切牙有双根管,它们大部分融合成一根根管,最后形成一个根尖孔,也就是Weine分类中的第2类。仅有1.3%的根管具有各自的根尖孔,即Weine分类中的第3类[9,10]。这2个根管通常在颊舌向上排列,并且舌侧的根管通常更难定位。一般来说,在寻找开髓入口的时候需要向切缘方向、舌隆突之下扩展(图4.11)。

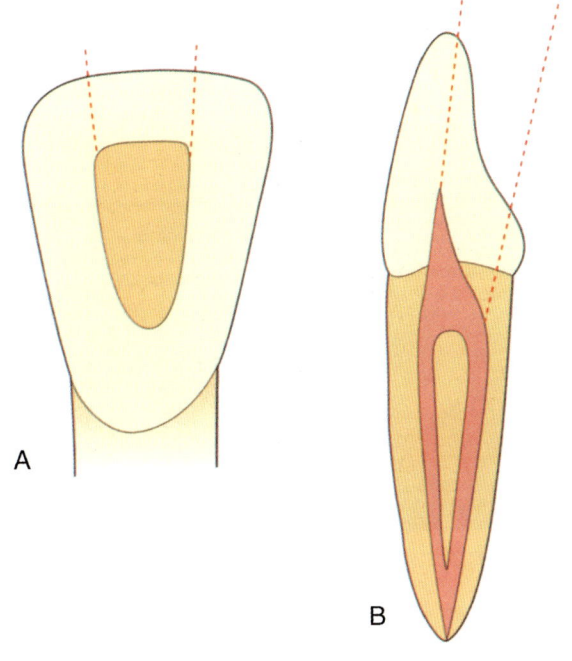

图4.11 下切牙的开髓孔外形(A)下切牙开髓孔外形;(B)下切牙应用解剖

前磨牙

上颌前磨牙

通常第一前磨牙有双根,而第二前磨牙只有1个根。一般有双根的前磨牙开髓入口要在颊舌向进行拓展(图4.12)。有时上颌前磨牙会有3个根(5%),颊侧2个,舌侧1个。对在颊侧的根管进行定位比较困难,因为它们通常与牙槽嵴同一水平,要小心避免穿通髓壁(图4.13)。

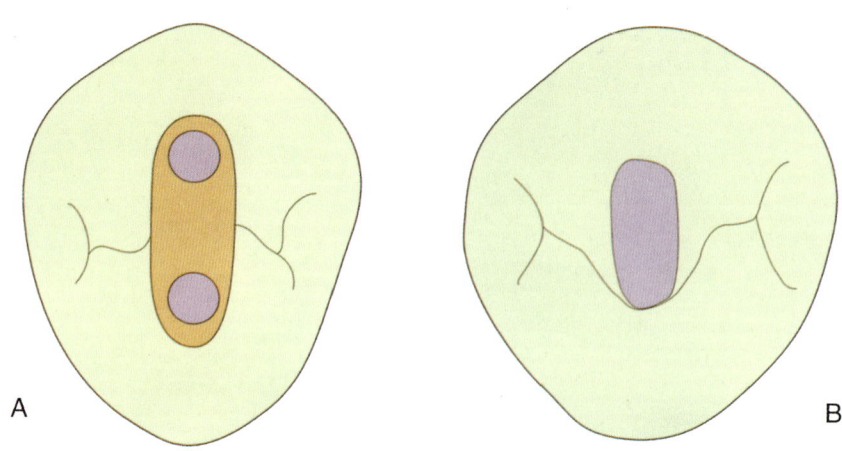

图4.12 前磨牙开髓孔外形(A)上前磨牙开髓孔外形;(B)下前磨牙开髓孔外形

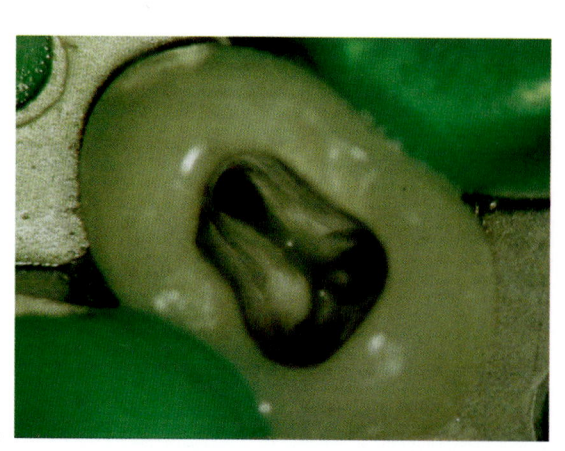
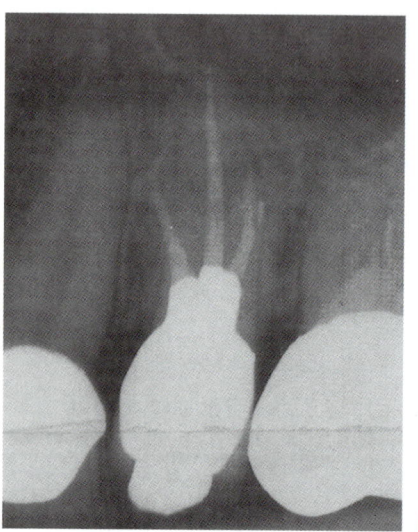

图4.13 三根管上前磨牙的根管开口(A)三根管上前磨牙的临床照片;(B)三根管上前磨牙的X线片

下颌前磨牙

Weine 第4类最常见于下颌前磨牙。术前X线检查尤其重要,可见根管在牙冠端部分非常宽,然后突然"消失",这是因为在这个水平根管分成两个(图4.14)。

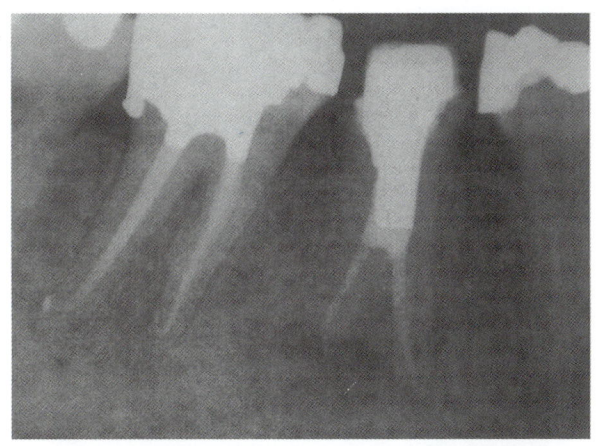

图 4.14 解剖类型为 Weine 第 4 类的下颌前磨牙

上颌磨牙

上颌磨牙的开髓入口是一个以底向颊侧，顶朝舌侧的三角形。它们通常有 3 个根，即近中和远中颊根和腭根。一般来说第一磨牙要比第二磨牙大，并且第一磨牙更有融合根的趋势，近中颊根有 2 个根管，但在临床上，对其定位有一定的难度。近中颊根的第二个根管通常在图 4.15A 表示的区域，在寻找开髓入口的时候要将窝洞外形向其近中边缘嵴上进行扩展。

93% 的第一磨牙有 4 个根管，60% 的第二磨牙有 4 根根管[11]。并且这些根管的形态学分类通常是 Weine 第 2 类或者第 3 类，几乎没有 4 类。极少数情况下，上磨牙的近中颊根有 3 个根管（图 4.16）。

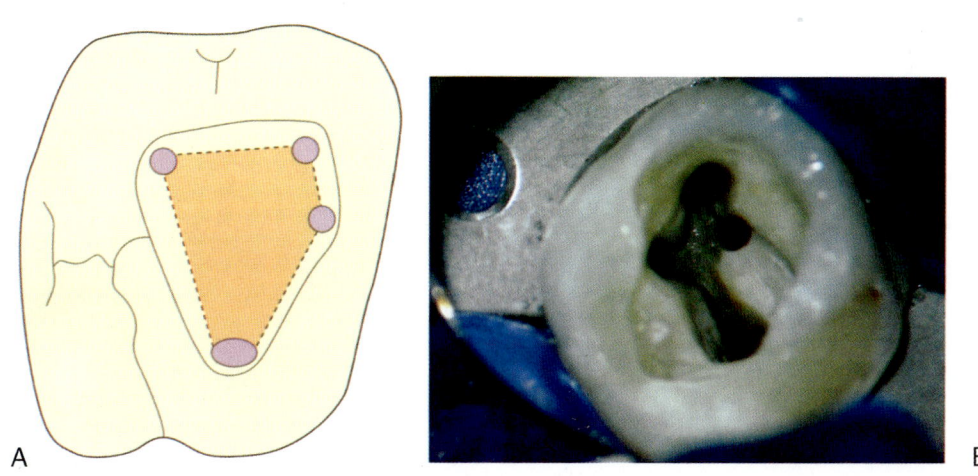

图 4.15 上磨牙的开髓孔外形（A）上磨牙的开髓孔外形和近颊第二根管位置示意图；（B）临床照片显示上磨牙的开髓孔外形和近颊第二根管位置

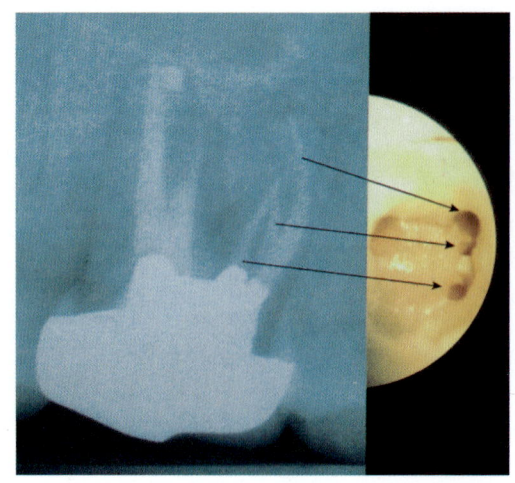

图 4.16 上磨牙近中 3 个根管的 X 线片和临床照片

下颌磨牙

下颌磨牙的开髓入口是一个以近中为底,远中为顶的梯形。它们通常有 2 个根,1 个近中根,1 个远中根。和上颌一样,第一磨牙要比第二磨牙大,并且前者更有融合根的趋势。近中根通常有 2 个根管,在形态学分类上一般属于 Weine 第 2 类或者第 3 类。75% 的远中根仅有 1 个根管,25% 的有 2 个根管。在对远中根管进行定位时的一个重要特征就是牙的近远中轴线的中点(图 4.17)。

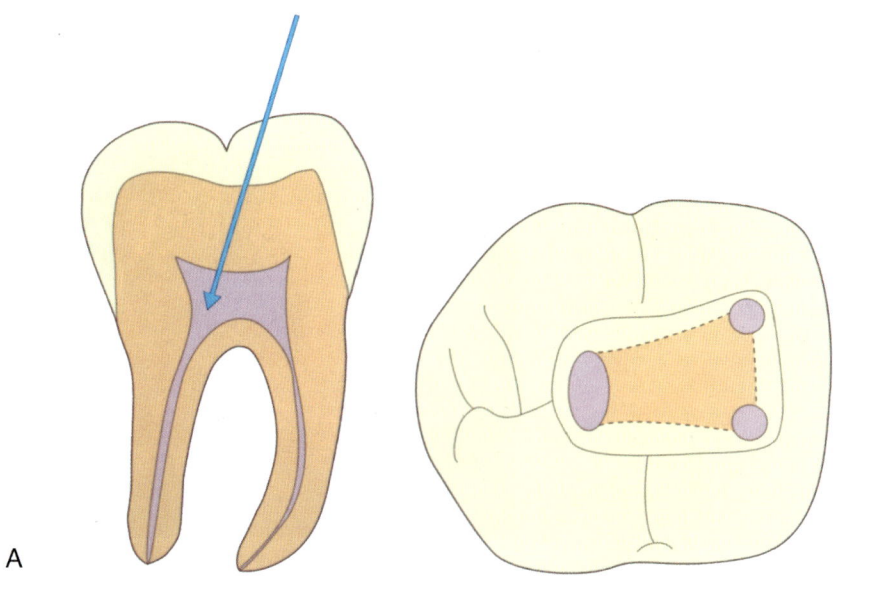

A B

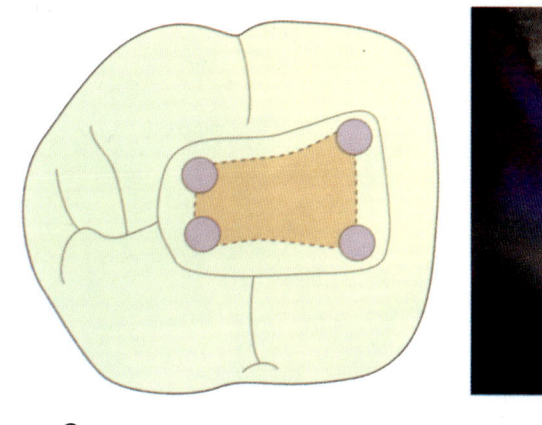
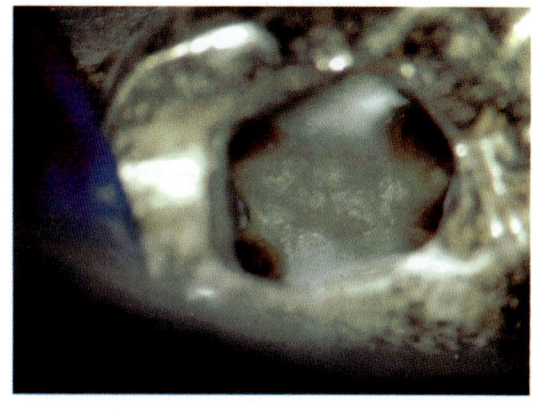

图4.17 下磨牙远中根根管形态(A)远中根管的初始入口一般开在近中沟区域的中央;(B)针对常见解剖变异的开髓孔外形示意图;(C)针对常见解剖变异的开髓孔外形示意图;(D)远中有两个根管的下磨牙开髓孔临床照片

假如根尖孔在这条线上,那么就只有1个远中根管,反之则会有第二个根管位于牙的另一侧。这些远中根管的形态学分类属于Weine第2类、第3类或者第4类。对最后一种情况,在排除Weine第4类并确定Weine第1类之前,对根管口下方区域进行探查是非常重要的。还要说明的是,随着照明技术和显微镜的有效放大倍数的提高,在近中根中发现第3个根管的机会越来越多(图4.18)。

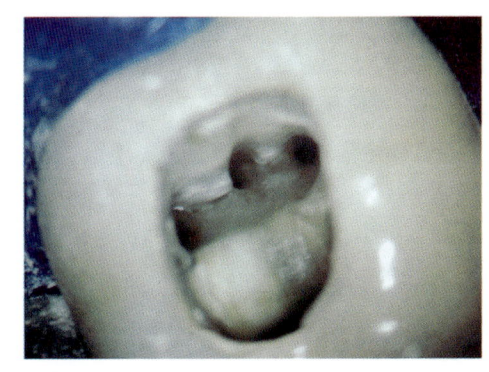
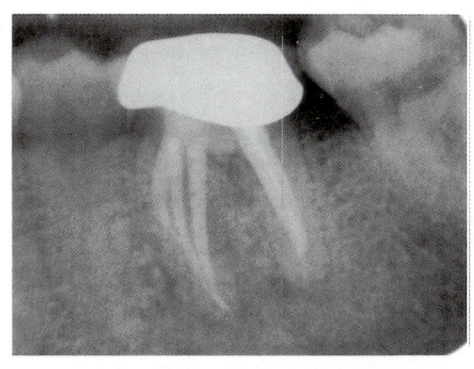

图4.18 下磨近中根三根管的开口(A)下磨牙近中根三根管的临床照片;(B)该病例充填后的X线片

橡皮障

橡皮障在牙髓治疗中是必需的,它是无菌操作的基础。通常应用橡皮障就是为了防止吸入或者吞入治疗器械,这是它很重要的用途之一;然而在越来越多的机用式器械系统出现的情况下,应用橡皮障的生物性原因更为突出。

橡皮障是一薄层橡皮,用以覆盖在牙齿周围而起到屏障作用,通过橡皮障夹或偶尔用数根细橡胶棒加以固定。本文中有很多用橡皮障隔离的例子。通常情况下,只需要隔离一个牙是最简单的;有时需要隔离多个牙,此时达到完全封闭会更困难一些。在放置完橡皮障后,检查其密闭性非常重要;如果发现密闭性不够好,用 $Ca(OH)_2$ 水门汀或者 Oroseal 在牙齿周围涂一圈,可以防止唾液污染。橡皮障的优点如下:

表 4.2 橡皮障隔离的优点

- 通过隔离牙齿和唾液以达到无菌的目的
- 便于使用抗菌冲洗液
- 改善视野
- 保护软组织
- 降低医疗风险

开髓入口

选择根管系统开髓入口的原则:
1. 去除髓腔内所有物质;
2. 能够直视所有的髓壁;
3. 建立通向根管根尖 1/3 部分的直线通路。

在制备开髓口的时候,应达到这些目标,此外还应该:
1. 去除整个髓室顶;
2. 能够直视所有根管口;
3. 及时调整,假如通过原始的髓腔不能直线通入所有的根管就必须扩展之;
4. 形成向根尖方向的缩窄的壁,以支持暂封(并降低渗漏的可能性)。

放大镜(图4.19)和显微镜(图4.20)都能提供良好的视野,可以帮助发现额外的根管。研究证实放大能增加发现根管的概率[12],其中放大镜对这个增加起了很大的作用。但对更复杂的根管而言,需要的不仅是知道到哪里去找,还要知道怎么去找,尤其是要知道何时该用手术显微镜,这些经验只能在不断的应用过程中逐渐积累。图4.21显示了手术显微镜下放大的视野。显微镜同时还有助于操作者以舒适的姿态操作,并减少背部疼痛(图4.22)。

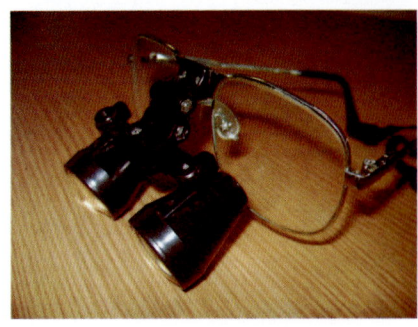 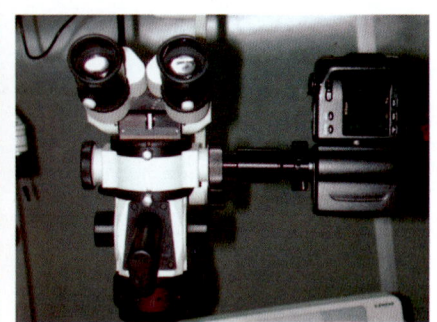

图 4.19　根管放大镜　　　　图 4.20　手术显微镜

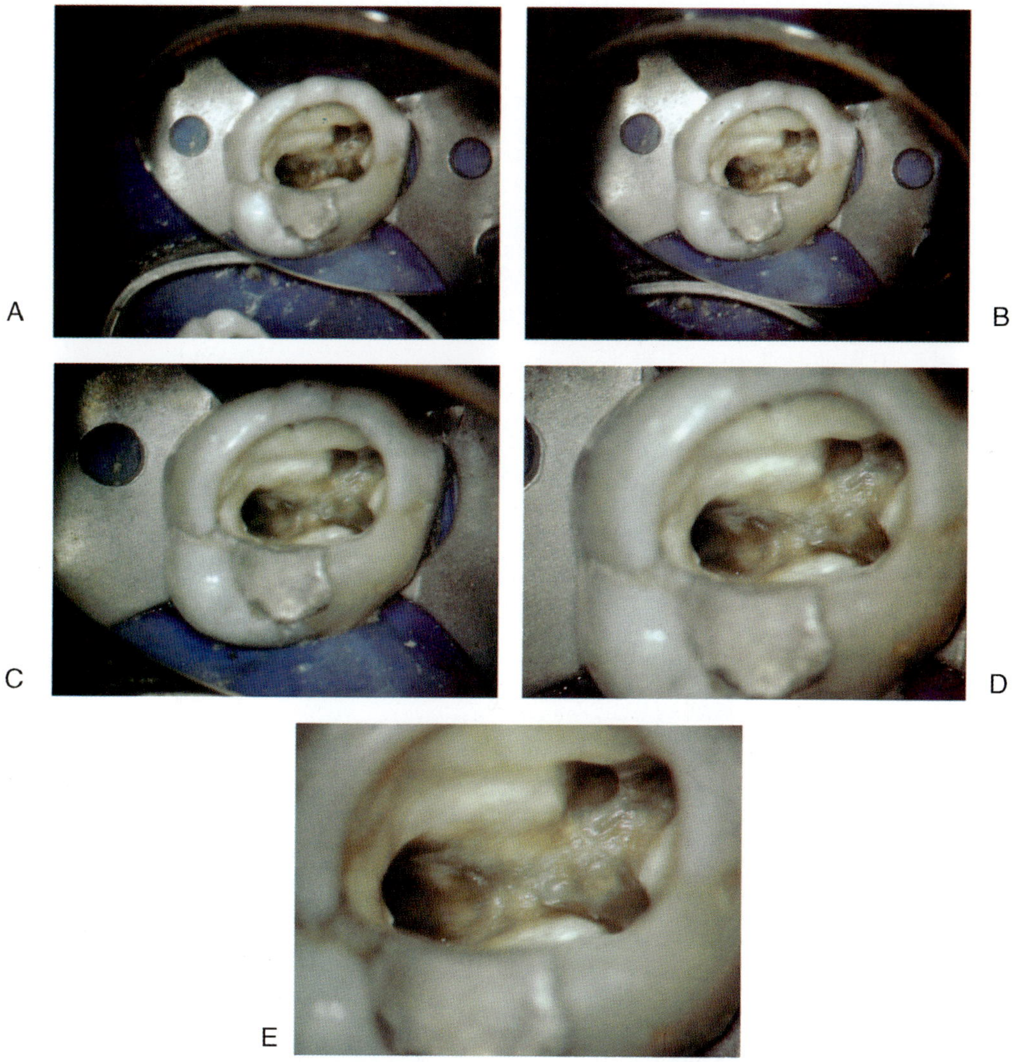

图4.21 显微镜的放大作用,注意根管分叉状根管(A)3.5倍放大;(B)6倍放大;(C)8倍放大;(D)12倍放大;(E)16倍放大

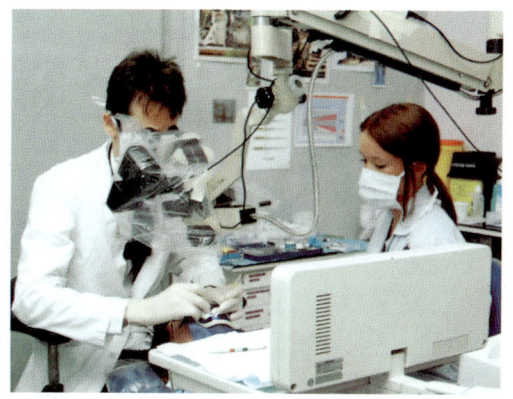

图4.22 手术显微镜可提供良好的手术体位

开髓入口的预备步骤

在寻找开髓入口前,X 线检查是必要的。理想的投照角度有 2 类:对磨牙采用垂直角度和远中角度,对前磨牙、前牙采用垂直角度和近中角度。应当将牙的角度、牙尖的位置以及修复体都拍摄出来。适当的触诊其颊舌部组织可以帮助确定牙根的位置及角度。理想情况下,开髓应该在上橡皮障后进行,但某些情况下(如异常的牙齿角度),应当先开髓,后放置橡皮障。在这种状况下,在定位髓腔和根管口时防止对牙齿的(过度)破坏十分重要。

首先用高速钻头切割牙釉质或修复体建立入口。一旦钻头进入髓腔,就应换末端没有切割力的安全钻头修整入口。在末端没有切割力的情况下修整入口十分重要,否则会导

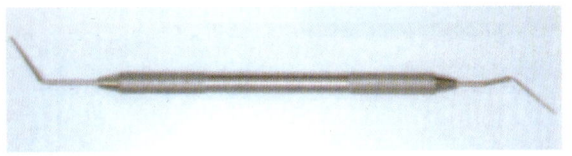

图 4.23　DG16 根管探针

致过度磨除髓底甚至底穿。入口修整完成后,用牙髓探针如 DG16(图 4.23)对根管口进行定位,根管口的位置被确定下来后,应对髓腔进行再修整和精细修正,以分别使根管器械能直线到达根管冠方和根尖 1/3。也可以这样理解:开髓口应不断修整,以建立对根管系统的理想入路。

当手术前 X 线片显示牙髓腔已经钙化,就需额外注意:

1. 初始预备时要用钻头对照 X 线片以估计牙髓腔的深度,从而防止损伤髓室底;

2. 如果有一些局部的钙化区,应注意避开这些硬化区,以增加找到髓腔的机会;

3. 开髓完成后,若还没有找到髓腔,继续去除牙本质时就要谨慎。

可以用长的低速钻头或超声尖继续预备。这 2 种器械因为较长,可确保术者能直视达器械的尖端,而不会被手机头部或术者手指所遮挡。

根管钙化时,将细锉插入至钙化区域,拍 X 线片确定器械和根管的位置关系。应不断重复向根尖方向的预备。图 4.24 显示的是钙化根管的定位、开髓及治疗的最终 X 线片。

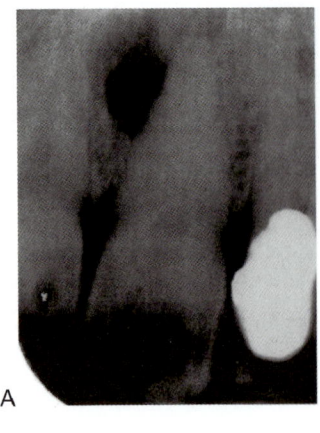
A

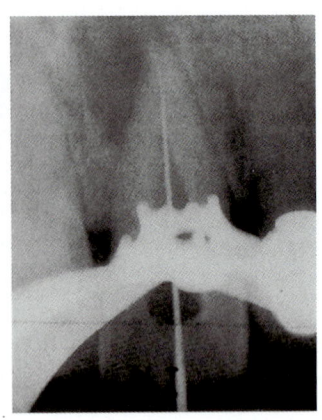
B

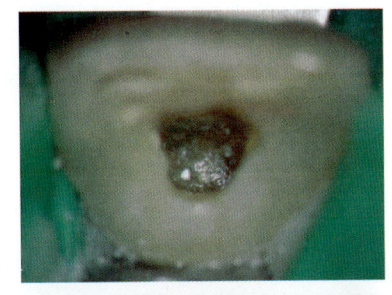
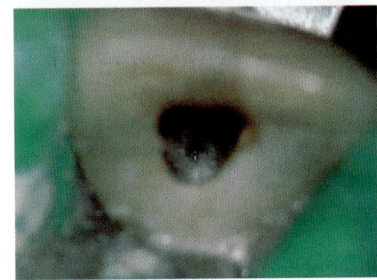
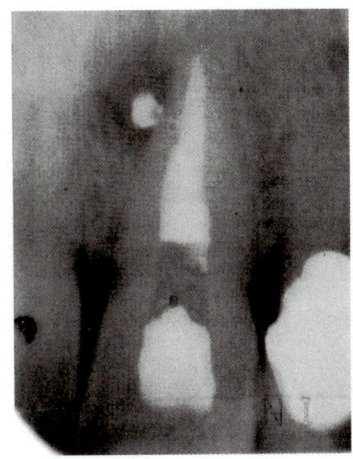

图4.24 钙化根管的治疗(A)术前X线片;(B)开髓后发现有第三期牙本质,呈不洁净的冰样外观;(C)向深处扩展开髓孔,发现根管口位于中央,注意白色的牙本质;(D)决定工作长度的X线片;(E)术后X线片

牙尖高度的降低有助于根管定位,因为会有更多的光线进入髓腔。这就是为什么大多数的后牙在牙髓治疗后需要用铸造修复体覆盖牙尖、恢复形态的原因。在牙髓治疗步骤中,直接去除那些在以后制作冠时也要去除的牙本质,这样可以尽早提供适当的开髓通路,以方便地达到所有的根管,比那些折中的治疗方法要好。表4.3提供了一些关于根管定位的信息。

表4.3 关于根管定位的信息

- 知道牙齿的解剖,明白该到哪里找根管
- 适当的髓腔入口
- 要有足够的光线
- 应用放大技术(图4.19,4.20)
- 知道"牙本质分布图"(图4.21)
- 应用根管探针,如DG16(图4.23)
- 应用长钻头(图4.25)
- 应用长颈的钻头(图4.26)
- 应用超声头(图4.27)
- 应用细的根管口扩大器和小号锉(图4.28)
- 透照(图4.29)
- 应用染料(图4.30)
- 通过次氯酸盐冲洗液形成小气泡的位置,推测根管口的位置(图4.31)

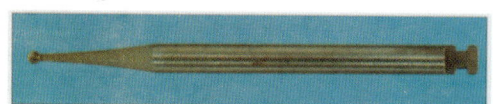

图4.25　长柄钻

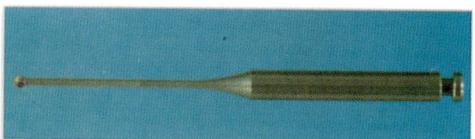

图4.26　长颈钻

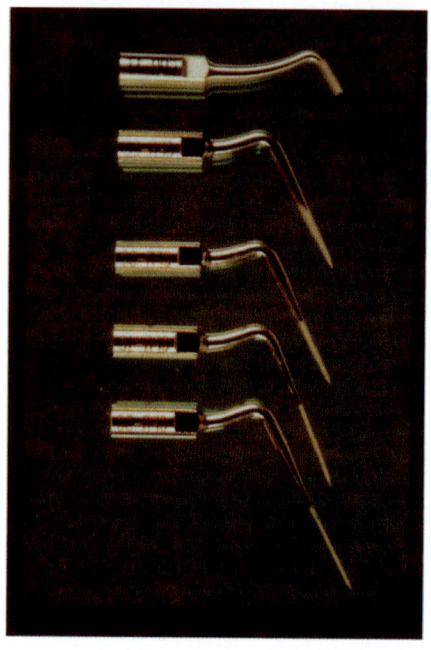

图4.27　用于去除牙本质寻找根管口的超声头

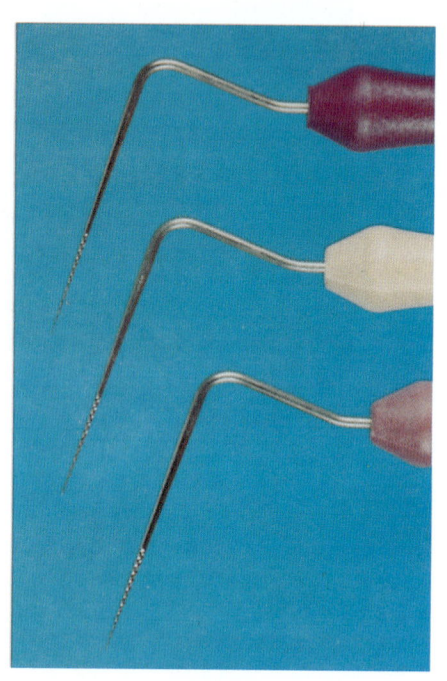

图4.28　微型根管口开口器

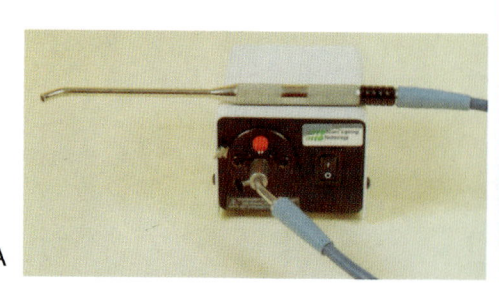

A

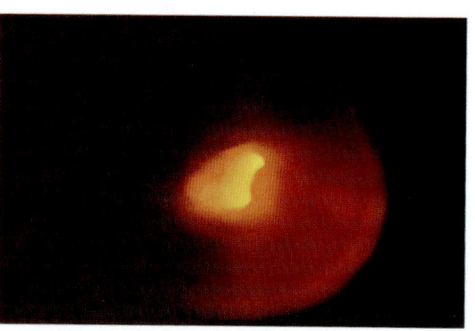

B

图4.29　透照能帮助定位根管（A）透照仪；（B）通过显微镜观察到的投照情景

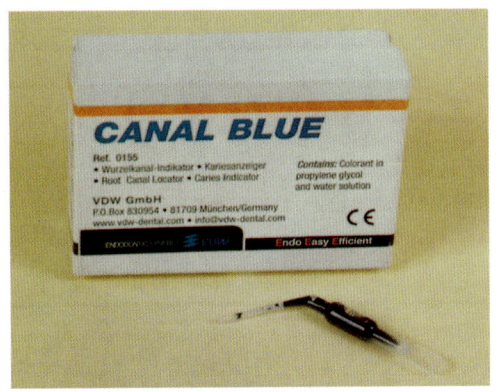 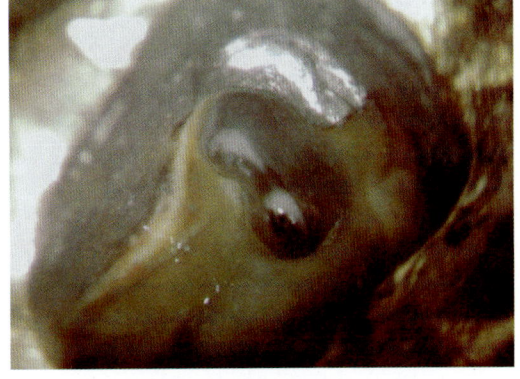

图 4.30　帮助定位根管的染料　　图 4.31　下磨牙近中根内溢出次氯酸盐水泡

参考文献

1. Hess W, Zurcher E. The anatomy of the root canals of the teeth of the permanent and deciduous dentitions. New York: W. Wood ans Co, 1925.

2. Peters OA, Laib A, Rüegsegger P, Barbakow F. Three-dimensional analysis of root canal geometry by high-resolution computed tomography. J Dent Res. 2000;79:1405-1409.

3. De Deus Horizonte QD. Frequency, location, and direction of the lateral, secondary, and accessory canals. J Endod. 1975;1:361-366.

4. Kuttler Y. Microscopic investigation of root apexes. J Am Dent Assoc. 1955;50:544-552.

5. Dummer PM, McGinn JH, Rees DG. The position and topography of the apical canal constriction and apical foramen. Int Endod J. 1984;17:192-198.

6. Green D. A stereo-binocular microscopic study of the root apices and surrounding areas of 100 mandibular molars; preliminary study. Oral Surg Oral Med Oral Pathol. 1955;8:1298-1304.

7. Green D. A stereomicroscopic study of the root apices of 400 maxillary and mandibular anterior teeth. Oral Surg Oral Med Oral Pathol. 1956;9:1224-1232.

8. Weine FS. Endodontic therapy, 5th edn. St Louis: Mosby, 1996:243-244.

9. Vertucci FJ. Root canal anatomy of the human permanent teeth. Oral Surg Oral Med Oral Pathol. 1984;58:589-599.

10. Benjamin KA, Dowson J. Incidence of two root canals in human mandibular incisor teeth. Oral Surg Oral Med Oral Pathol. 1974;38:122-126.

11. Stropko JJ. Canal morphology of maxillary molars: clinical observations of canal configurations. J Endod. 1999;25:446-450.

12. Buhrley LJ, Barrows MJ, BeGole EA, Wenckus CS. Effect of magnification on locating the MB2 canal in maxillary molars. J Endod. 2002;28:324-327.

第5章 根管预备——目标和器械

目的

根管预备是牙髓治疗中的一个重要步骤,其目的是清洁(清理、消毒)根管系统,形成能够被良好封闭的根管形态,并能够保留足够的牙体组织用于最终修复。清洁和成型不是分开的操作,去除感染牙本质的同时,也为应用抗菌剂创造了空间,如冲洗液冲洗、封药等。达到清洁和成型根管的目标要用到手用和机用旋转器械,更为重要的是冲洗液。现代预备技术可以快速的成型许多根管;但是,根管系统复杂的特性,意味着手用器械仍然在根管预备中起着重要作用,同时,冲洗液对获得最佳的清洁效果也很重要。

关于牙髓治疗的主要争论之一[1]是根尖预备应止于何处,特别是对活髓病例和存在感染的病例是否应有不同的应对策略。研究[2,3]显示根尖孔的位置应该距解剖性根尖0mm到3 mm。在许多传统教学中,认为距牙片上的根尖1到2 mm是合适的,因为临床研究表明,对活髓牙用这种技术的成功率是95%[4]。可以这样解释:因为根尖孔位置的原因,牙髓摘除术后的自愈过程中,靠近根尖处几个毫米的残留牙髓组织会形成类似牙骨质样的组织[5]。

然而,感染坏死的牙髓就是另外一种情况:在根尖孔可能也存在细菌[6,7],兼有根尖周炎的存在,导致预后不佳[4,8]。有感染存在时,最理想的做法是将整个根管全部预备,因为有研究表明,根尖周炎病例中医生每丢失1mm的工作长度,会使治疗失败率增加14%[9];机械性的清理不仅去除感染物质,还有助于冲洗液的播散,离开机械清理,抗菌制剂不能杀死根尖部位的微生物。对轻微感染的牙髓炎的处理,可依据个人选择,因为临床经验显示整个根管的预备和残留一小段都有不错的疗效。

清洁和成型

清洁和成型既有生物学意义也有机械学目标。生物学意义是清洁和消毒根管系统,包括去除细菌,刺激物和来自根管系统的有机物,它们会成为残留细菌的底物并最终导致根尖周炎。上述目标可通过预备、冲洗、和治疗间的低毒性封药来实现。机械预备只能清理主根管,其他诸如分支和峡部无法触及。这些存在细菌的部位有时能被小号锉触及,但一般而言,根管内冲洗和药物封闭可以到达这些部位。成型应当针对每个根管的特点,包括外形、长度、曲率、横断面直径和锥度。清洁和成型时要掌握平衡,其依据是剩余牙体组织的多少,不应当过度向根尖和横向预备,因为这样会影响牙根的强度。

根管的清洁和成型是备洞和找到根管的后续步骤,目的是减少牙齿内部的细菌感染。以下步骤非常重要:去除所有龋坏,将牙冠修复以便用橡皮障实现隔离,确保窝洞有 4 个壁以容纳冲洗液。Schilder 描述的根管预备的生物学目标见表 5.1[10]。

表 5.1　根管预备的生物学目标

- 操作限制在根管内,防止损伤牙槽骨和根尖周病变
- 防止将坏死物挤出根尖孔
- 小心地去除根管系统中的所有组织
- 一次清洁成型一个单根管牙,多根管牙一次预备完所有根管
- 根管扩大时预备出充分的空间,以方便根管内封药,并给炎性渗出留出一定的空间

注:据 Schilder10

Schilder 描述的根管预备的机械学目标 10 列见表 5.2。其中的 5 点内容现在简化为 4 点:锥形预备,保留原始解剖形态,保持根尖孔位置不变、根尖孔尽量小。

表 5.2　根管预备的机械学目标

- 根管预备应当制成从牙冠部到根尖逐渐变细的锥型
- 依从上面的原则,预备出的根管横断面直径在根尖处窄,在洞口处宽
- 不同于纯粹的几何设计,根管预备不仅涉及三维空间中的三个简单的相互垂直的面,而且包括由牙根和治疗的根管决定的多个复杂的面(例如,根管预备的形状应和原始形状尽可能类似)
- 根尖孔应保持其与牙槽骨和牙根表面的相对位置
- 根尖孔应尽量小

注:据 Schilder10

根管预备强调的是用由大到小锥度的器械,来制作适合每个独立牙根的一个从冠方到根尖的连续锥体形态。具体将在后面进行讨论。现代预备技术已经简化了预备的形状;可是某些根管形状如内吸收,如果也按这样的标准预备,会明显降低牙齿的强度。牙根解剖特点差异很大,有的牙冠方部分是椭圆形的,而根尖是圆形的,而有的在牙根全长上基本上都是圆形。因此没有必要把整个根管都预备成圆形,这样会减低椭圆牙根的强度或者造成旁穿。对于椭圆和哑铃型的牙

根,要得到正确的预备形状,需要用器械侧向预备。冠方区域的根管比根尖部分的更易于感染,因此冠向下预备根管能够去除感染的牙本质和残留组织,并且创建出利于冲洗和封药的空间。感染组织压出根尖孔是治疗后的牙髓疼痛的一个原因,而冠向下预备技术可以降低压出的可能性[11]。

直线入路

通过适量去除牙冠部的牙本质悬突建立直线进路,可以让锉直接作用在根尖部的根管壁上(图5.1)。该步骤可以减少器械在弯曲情况下对根中部和根尖部的牙本质的过度去除。这种难以控制的对根中部和尖端的牙本质的去除,会导致预备的根管偏离原始根管,并且降低牙根的强度,增加旁穿的危险。这一点对弯曲的根管尤其重要,因为弯曲根管内侧面的根管壁牙本质较外侧面的更容易被过度去除。理解这个概念非常重要,能够对弯曲根管进行有限的扩大,并让器械远离那些危险的区域从而避免条形穿孔(图5.2)。在根尖部根管处,外侧壁牙本质更容易被过度去除,造成台阶和穿孔。

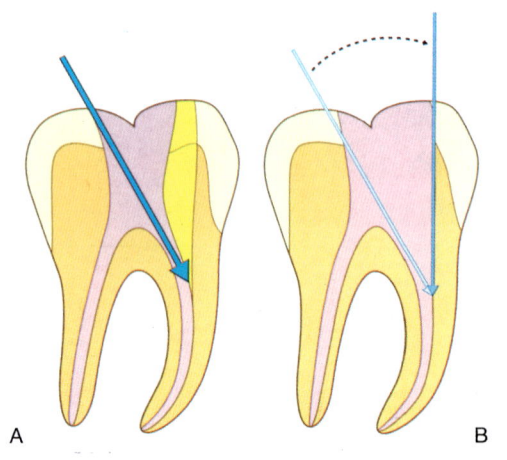

图5.1 开髓入口(A)直线通路获得前;(B)直线通路获得后

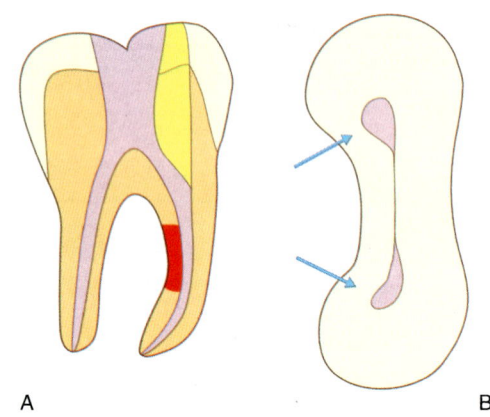

图5.2 (A)根内侧的危险区(红色);(B)条状穿孔,在箭头所示区域会成为可能,尤其在弯曲根管的分叉区

预备中的问题

防止阻塞并保证小号器械能够通过是非常重要的,这样能保证锥形预备贯穿整个根管。随着根管复杂程度(如S形根管和重度弯曲根管)的增加,器械与牙本质去除量之间的关系变得更为复杂。通常遇到这种情况,要想保留根管的原始解剖结构以使得预备能够顺利完成,就只能用小号锉进行轻柔的提拉式操作(图5.3)。在临床操作中,根管本身的解剖特点、术者的技术和耐心比器械的选择更为重要。

很多预备中出现的问题都是在根尖三分之一的根管操作不当引起的,比如阻塞,台阶形成,偏离和穿孔(图5.4)。根尖阻塞经常是由预备时切削的牙本质碎屑堆积导致的,尤其是在细根管,使清洁和成型更加困难。而试图用器械去除此处的碎片时,会将根管拉直,或过度切割外侧的根管壁从而造成台阶,如果力量再大一些就会造成根管穿孔。上述问题随根管弯曲度的增加而增多,但对根管器械的细心使用可减少其发生(图5.5)。将小号锉(8号,10号)预弯后,沿根管的长轴方向作提拉而不是旋转运动,可以避免阻塞,减少台阶和穿孔的发生,便于去除碎屑并帮助根管冲洗液播散到根管深部。这样同时也维持了根尖孔的开放状态,允许渗出物进入根管(表5.3)。

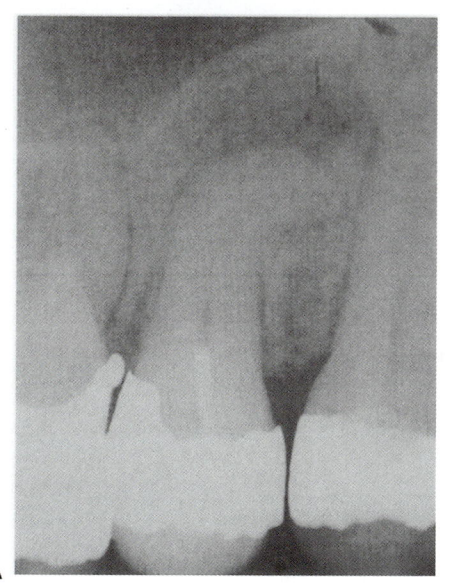 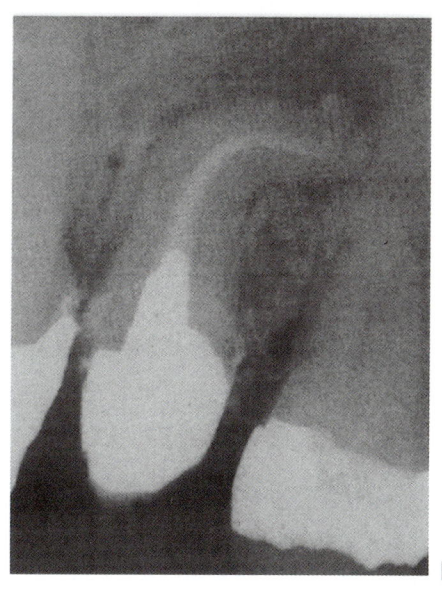

图5.3 均显示复杂的根管弯曲,此处用手动器械进行线性预备是最常见的选择,尤其对根尖1/3部分(A)术前X线片;(B)术后X线片

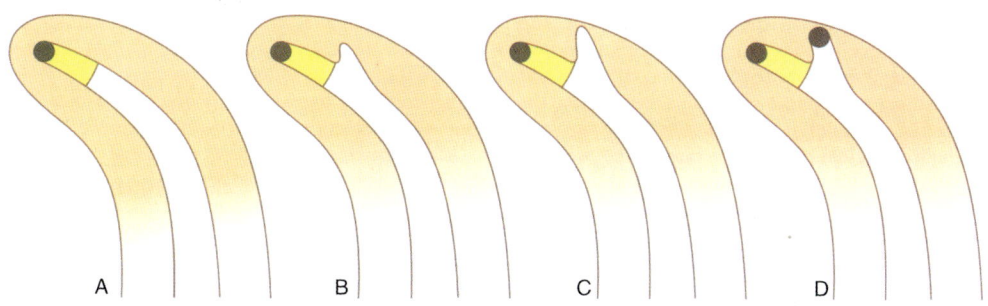

图5.4 根管预备失误示意图(A)阻塞;(B)台阶;(C)内侧偏移;(D)穿孔

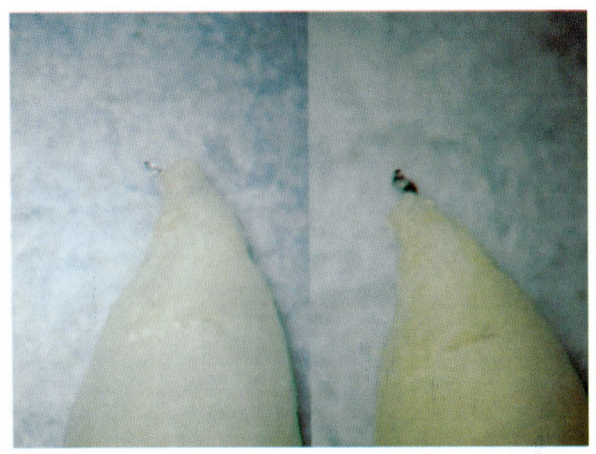

图5.5 疏通钻的正确(左)和错误(右)使用左侧,10号锉顺应根管曲线;右侧,30号锉破坏了根尖孔,使根尖1/3部分变直(见图5.6)

表 5.3 疏通动作

疏通锉是指恰好能穿出根尖孔并沿着根管长轴作提拉运动的小锉

优点

谨慎使用疏通锉有以下优点

- 防止阻塞
- 减少台阶或穿孔的发生
- 使碎屑溶于冲洗液
- 帮助冲洗液进入到根管系统深处
- 维持根尖孔开放状态,便于渗出物进入根管

缺点

过度使用疏通锉会出现以下问题[12]

- 直接损伤根尖组织
- 将坏死根管内容物、死的或活的有机物推出根尖孔,可能引发持续的感染
- 血液进入根管会为根管内部的细菌提供营养
- 根尖孔扩大
- 增加充填材料和冲洗液出根尖孔的可能性
- 在弯曲的根管上做出椭圆形的根尖孔可能导致封闭不良

第5章 根管预备——目标和器械

在治疗活髓时不能使用疏通锉,因为可能损伤残留的活髓,影响自然愈合过程[1]。尽管使用疏通锉可能会将少量感染的碎屑挤出根尖孔,但只要使用由冠向下法预备,并给予大量的冲洗,术后反应无明显增强。但是这种操作技术要求认真仔细,因为用大号器械对根尖孔的过度预备会破坏根尖解剖结构,产生机械刺激,引发根尖周炎症。在有感染的情况下,会将感染物质推出根尖孔。对根尖区域的过度预备还会造成以下结果:超填会压迫根周组织,冲洗液、根管内封药、根充糊剂超出根尖孔会造成化学刺激。

根管孔多数是不规则的,锉也很难将其制成圆形。尤其是在弯曲根管中使用大号的锉时,很容易将根尖孔撕裂扩大成难以封闭的椭圆形或泪滴状(图5.6)。根尖孔大小受多种因素影响,在牙根发育不全,根尖周炎(导致根尖吸收)和根尖手术后等情况下根尖孔会比较大。不必要的人为扩大根尖孔是没有益处的,因为这样做会刺激根尖周组织,增加冲洗液渗出的可能性,使得预备连续锥形的根管和封闭根尖更为困难。可是在有感染的情况下,扩大根尖孔有利于去除最靠近根尖处的细菌和碎屑,因为这些细菌会成为继发性感染源并影响治疗效果。

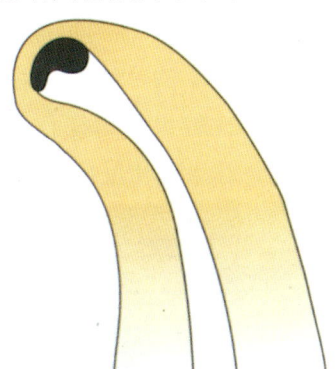

图5.6 错误操作造成根尖孔内部偏移,形成泪滴状形态

清洁和成型器械

根管治疗器械可以大致分为手持式和机用式。制作材料为不锈钢或镍钛合金,型号多种多样。以下介绍不可能完全涵盖,只是介绍一些重要的特性。

手持式器械

手持式器械形状大小各异,从带刺的拔髓针(用于粗根管内牙髓的去除)到锉和扩孔钻。大多数手持式器械是不锈钢制的(图5.7),例外的是手用GT(Greater Taper)和ProTaper锉(图5.8)。手持式不锈钢器械的锥度为0.02mm/mm,因此常用进行逐步后退法根管预备以形成连续的锥度。当根管重度弯曲时,尽管小号的不锈钢锉以提拉动作进行预备是不错的选择,但也可使用0.02锥度镍钛合金手持式锉(NitiFlex)。需要强调的一点是器械要有安全的尖端(无切割力),以避免切割根管侧壁。重要的一点,就是器械只有在被医生强行推入根管时才会切割侧壁。应当强调的是在根管内侧向扩展空间,而不是一味地向根尖方向前进,如此就会在很大程度上减少穿孔情况的发生概率。

手持式锉有两种常用方式进行旋转操作,即钟摆式和平衡力式(图5.9)。钟摆式指轻柔的旋转(每次30度),这个操作适用于根管预备的各个步骤,尤其是开始进入根管和最后对根尖1/3的预备。平衡力式(实际上好多步骤是钟摆式的延伸)指顺时针旋转器械60度以进入,再逆时针旋转120度同时给于根尖方向足够的压力防止器械向冠方的移动。平衡力是很有效的切割运动,可以保持中度弯曲的原有形态(在重度弯曲根管则有断针的危险),同时为根尖方向预备时使用大号器械提供了可能(与其他手动预备技术相比)。

手持式GT锉由具有高弹性和形态记忆特性的镍钛合金制成。它的高弹性允许它的锥度比不锈钢器械的0.02标准锥度要大,范围涵盖从0.02 mm/mm到0.12 mm/mm。手持式GT锉有4种型号:0.06,0.08,0.10和0.12锥度(图5.8 A)。切割槽的最大径为1mm,以限制对牙冠的过度切割。20/06号的锥度是ISO标准0.02锥度的3倍,20/08号是其4倍。锉的凹槽的方向被制作成逆向,所以推荐使用逆向的平衡力法。锉的柄比较大使得操作更为轻松。详表5.4和表5.5分别列出了生产商建议的GT锉使用标准和反向平衡力法的细节。

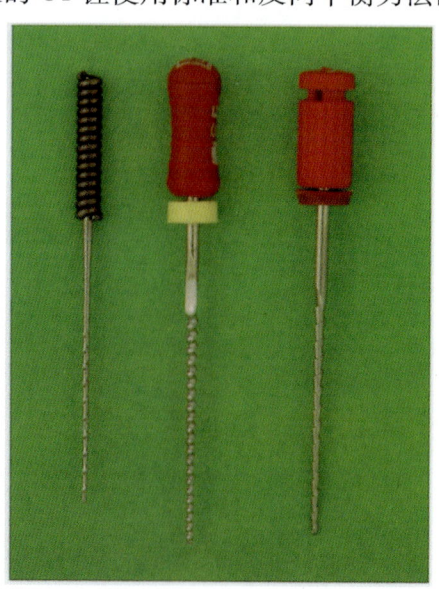

图5.7 不锈钢手动器械举例:拔髓针,K锉,H锉

第 5 章　根管预备——目标和器械

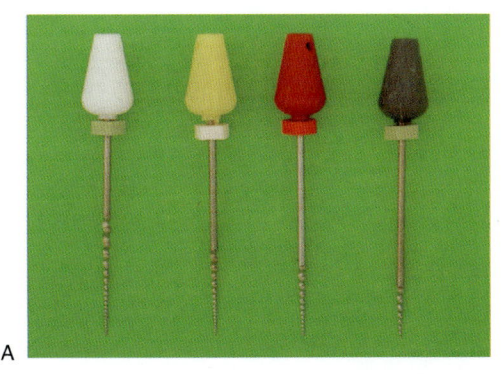
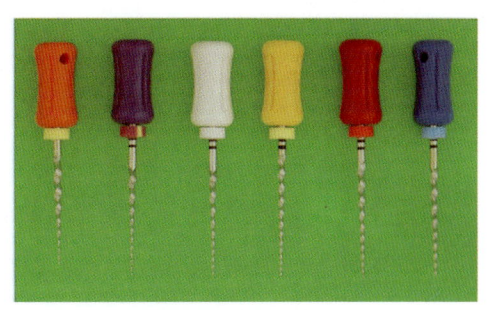

图 5.8　镍钛手动器械举例:(A) GT;(B) ProTaper

表 5.4　生产商建议的 GT 使用标准

颜色	锥度(mm/mm)	使用
白色	0.06	细而弯曲的根管
黄色	0.08	下前牙,多根前磨牙,下磨牙的近中根,上磨牙的颊根
红色	0.10	上磨牙的腭根,下磨牙的远中根单根管前磨牙,下尖牙和上前牙
蓝色	0.12	大根管

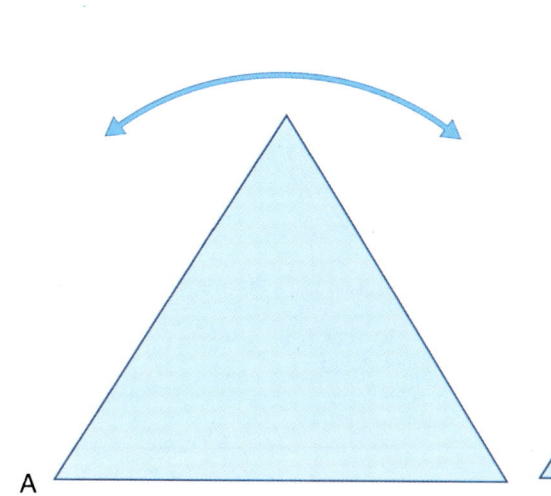
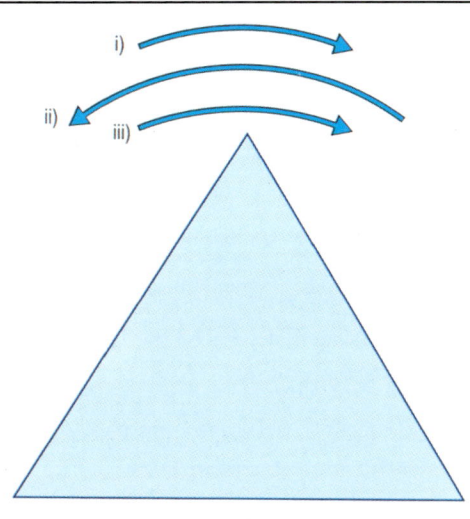

A　每次转动 30 度

B　平衡力:ⅰ 顺时针 60 度
　　ⅱ 向根尖方向加力下,逆时针 120 度
　　ⅲ 顺时针 60 度

图 5.9　手动器械应用的"钟摆"技术(A),和平衡力技术(B)

45

表 5.5　使用 GT 的反向平衡力法

- 根尖部应扩大到最少 20 号(最好到 25~30 号)来确保 GT 锉尖不切割而只是具有引导作用。另外要保证直线入路
- 锉插入到感觉根尖部有阻力
- 逆时针旋转使刃部切割槽嵌入牙本质
- 顺时针旋转,对根尖方向施加足够的压力防止滑出
- 重复以上步骤直到到达根尖止点
- 退出时逆时针旋转,顺应刃部切割槽和去除碎屑
- 经常检查尖部 2mm 切割槽上有无碎屑,以确保其上无碎屑,不会卡住
- 清洁刃部切割槽,冲洗根管,继续上述操作
- 用完成钻完成根尖预备,因为不是所有根尖孔大小都是 20

手用 ProTaper 由镍钛合金制成,依据操作需求锥度范围从 2% 到 19%。三种成型锉(SX,S1,S2)外形与埃菲尔铁塔类似,主要用来预备冠方和中部 1/3 的根管。使用之前应预先用不锈钢锉建立入路,然后主动性地进入根管。三种精修锉的尖端锥度分别是:F1,20/07;F2,25/08;F3.30/09;他们有一个反向锥度,大小为 0.55mm/mm。手用 ProTaper 使用的使用说明见表 5.6。它一般用于连续旋转或半钟摆式操作,过程中需要注意成型锉的尖端不能卡住。

表 5.5　手用 ProTaper 的使用守则

- 用 ISO 15 号的手持式锉在冠 2/3 的根管作出平滑的通道
- 需要时用 GG 钻作直线入路并扩大冠方 2/3 的根管
- 使用 S1 至长度为 20,或 15 号 K 锉至长度为 19
- 确定工作长度
- 用 15/20 号 K 锉确保能够平滑地进入根管到工作长度
- 使用 S1 和 S2 到达工作长度
- 再次检查工作长度,使用 F1 到达工作长度
- 需要时,用 F2 和 F3,步退 1mm 扩大根管
- 彻底冲洗清洁
- 使用锥度 0.02mm/mm 的锉确认根尖形状

机用器械

传统机用器械主要是 GG 钻,它有火焰状的头部和细的颈部(以便有阻力时从此处断开,便于取出),头部有刃。它有多种型号(图 5.10),主要用来定位和预备根管上段使之避开危险区。但要注意避免过度扩大根管。

很多操作中旋转镍钛器械已经替代了 GG 钻,但是它仍在精确制洞和冠 1/3 到根中 1/3 的预备中发挥着重要作用。近来推出的 LAxxess 牙钻(图 5.11)作为 GG 钻的替代,可以同时预备根管的冠 1/3 部分,以及形成直线入路。

如果术者使用过高的转速,会产生过度去除牙本质的问题。因此推荐使用转速为 750～1000rpm 的减速机头,在根管危险区域的表面刷过,这些危险区域如近颊根管的近颊侧,近舌根管的近舌侧(图 5.12)。6 号和 5 号钻只能用于洞壁的预备,4 号钻则不能超过根管口。3 号钻可在根管口下更深的位置,2 号钻可到较直根管中部,或在预备较直根管时,达到接近根管全长的长度。1 号钻很脆,但如果它在根管内比较松动时,可以使用超低的转速。最常使用的是 2 号,3 号和 4 号。

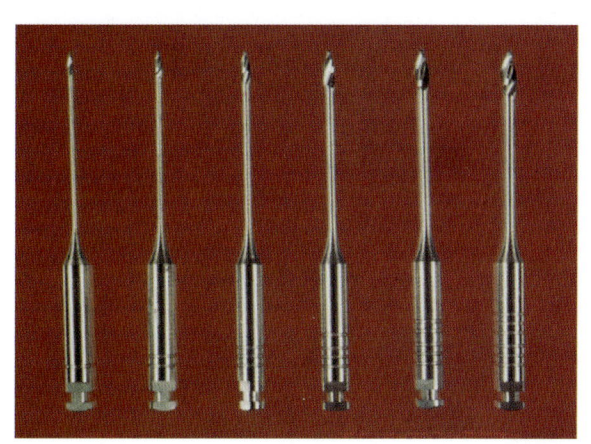

图 5.10　Gates – Glidden 钻(1 号到 6 号)

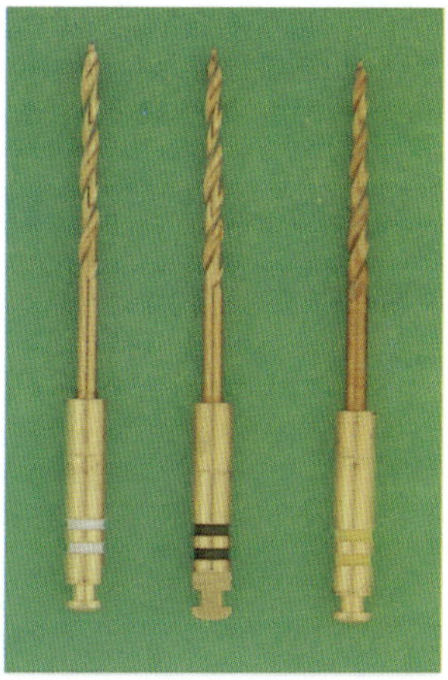

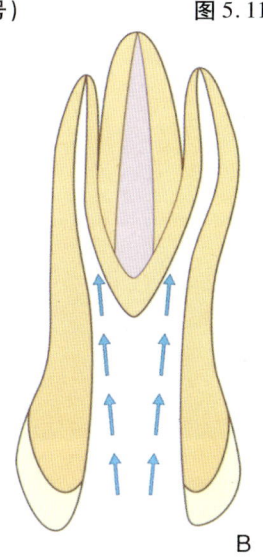

图 5.11　Laxxess 钻

图 5.12　通过去除悬浮的牙本质三角改善开髓的直线通路
　　　　(A)去除前;(B)去除后

旋转镍钛器械

镍钛合金材料的锉可以在机头上连续旋转360度。目前这一代旋转镍钛器械在设计上有以下优点：

- 由于连续旋转增加了碎屑去除量
- 减少了根管偏移
- 操作轻松，预备快而好

设计有多种，而且有各自声称的优点，此处不一一赘述。最重要的是我们应当明白，这类器械主要是用来扩大而不是探查根管的；是用来清洁、成型根管以造成便于充填的根管内空间的，而不是用来完成整个预备过程的。每个根管的解剖特点仍是影响根管预备器械选择的主要因素。

镍钛合金锉的设计样式由锥度和刃部的类型决定。

- 单一锥度；K3，ProFile，GT（图5.13），Triniti 和 Race
- 多锥度；ProTaper（图5.14）
- 径向导向刃（Radial land blades）（图5.15）；ProFile，K3，GT
- 切割刃；ProTaper，Triniti

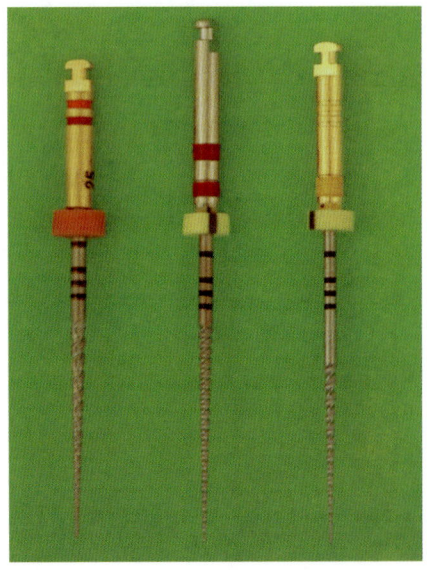

图5.13 旋转镍钛大锥度器械
K3 25/06，ProFile 25/06，GT 20/06

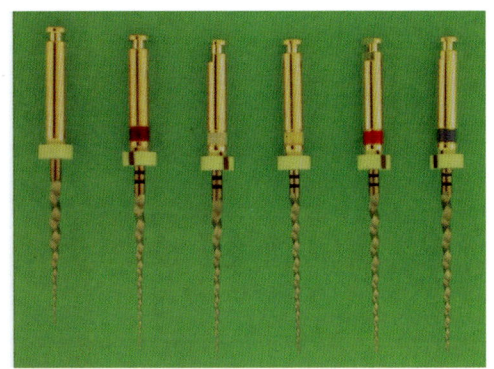

图5.14 变化性锥度的 ProTaper 器械系列 3根成型锉（S_x，S_1，S_2）和3根完成锉（F_1，F_2，F_3）

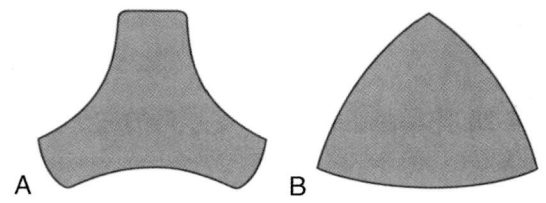

图 5.15 （A）ProFile 的径向导向刃；（B）ProTaper 的切割刃

有刃器械切割很有效率，但长时间反复使用会造成根尖孔的不可逆性开放。导向刃器械切割很慢，但即使在预备弯曲根管时错误地改变了工作长度（弯曲根管被取直）并到达根尖区域的情况下，仍然要安全一些。学习使用这些器械要有一个过程，但一旦掌握了就能快速地，安全地，有效地，有预见性地，高效地进行根管预备。然而重要的是，每个根管的解剖特点仍然要比可供选择的特殊类型器械的变化要大得多。表 5.7 列出了机用镍钛器械一些特殊的预防措施。

表 5.7　旋转镍钛器械使用前的预防措施

- 首先离在体牙上练习
- 确保直线入路
- 用来扩大根管不是探查、疏通根管。决不能在手用锉没有预备出根管的地方使用
- 电动机头的速度应限制在每分钟 150 到 300 转之间
- 动作要轻，就像使用细头铅笔保证不折断笔头一样
- 推荐接触/退缩操作技术，不要使器械始终在一个深度
- 每次推进不超过 1mm
- 每个锉使用大约 4s
- 损坏的锉应当废弃
- 特定情况下应特别小心
    —— 钙化根管（理想的情况是先用 20/2 锥度的钻首先建立工作长度）
    —— 根尖部根管曲度很大
    —— 锐利的角处有根管融合成小根管
    —— 粗根管突然变窄
- 使用冠向下技术；由大到小或大锥度到小锥度
- 定期清洁锉，废弃损坏的锉(弯曲或受损)。不要过度使用锉(5~10 根管)
- 一次性使用器械，记入费用当中（只给一位患者使用）
- 如果犹豫是否能够使用机用器械则使用手用器械

冲洗

常使用带有 27 或 28 孔径的侧方出水口针头的注射器进行冲洗(图 5.16)。使用中应小心避免针头卡在根管内,以及次氯酸钠(NaOCl)扩散到根尖组织中。冲洗液的作用是去除碎屑和润滑器械。而冲洗液还有溶解有机残留物和抗菌的作用,例如 NaOCl 等。它的浓度范围从 0.5% 到 5.25%,其中 2.5% 的浓度最为常用。冲洗液应当经常更换,理论上说换用下一号锉前都应当冲洗 1 次。

EDTA 主要用来去除玷污层,而 NaOCl 配上 EDTA 则是常用的冲洗液。其他冲洗液还包括洗必泰,碘化钾碘(IKI)和四环素酸洗涤液混合物(MTAD),其中洗必泰最为常用,尤其适用于在根尖敞开 NaOCl 很容易渗到根尖周组织中的情况下。因为与同浓度的 NaOCl 相比,洗必泰有抗菌作用但没有腐蚀性,并且它也没有 NaOCl 的组织溶解能力。

IKI(2%~5%)主要用于治疗抵抗的情况下,因为其抗菌谱比较广。但由于它的颜色为暗褐色,所以建议在使用后用 NaOCl 将其彻底冲掉。IKI 的另一个缺点是可能引起过敏,所以很多医生不愿选用它。MTAD 是一种新的冲洗液,主要用来进行最后的冲洗,另外它的成分里含有能够去除玷污层的一种酸和能杀死细菌的四环素。

最有效的冲洗方法是采用超声头引导(图 5.17)。已证实超声造成的液体束能很有效地去除器械不能到达部位的碎屑[13,14]。在使用中应当注意不要在根管壁上进行操作,因为会使其变得不平整,甚至穿孔。因此一些医生更愿意使用装在超声锉手柄上的短柄镍钛侧压针。

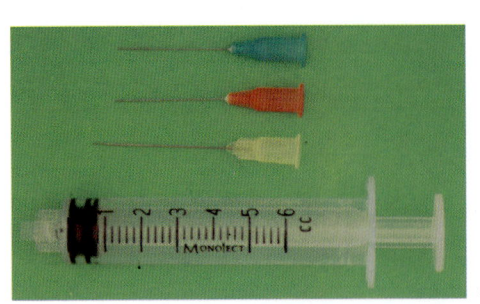 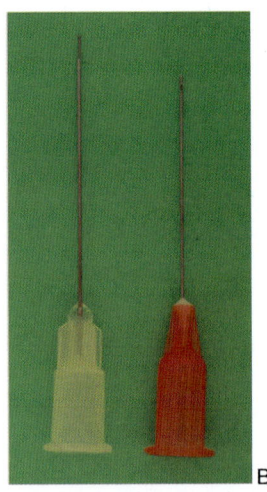

图 5.16 (A)一次性冲洗注射器和根管内冲洗针头;(B)尖端封闭、侧面有孔的冲洗针头

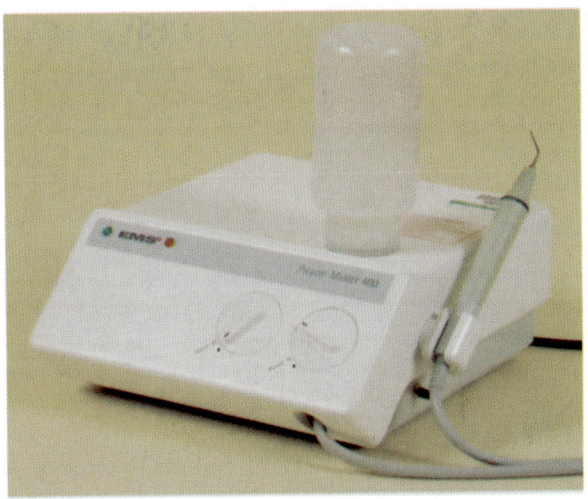

图 5.17　Piezon Master 400 型超声仪。该设备在冲洗液中产生声流微束,从而加强清理作用

参考文献

1. Bergenholtz G, Spangberg L. Controversies in endodontics. Crit Rev Oral Biol Med. 2004;15:99-114.

2. Kuttler Y. Microscopic investigation of root apexes. J Am Dent Assoc. 1955;50:544-552.

3. Dummer PM, McGinn JH, Rees DG. The position and topography of the apical canal constriction and apical foramen. Int Endod J. 1984;17:192-198.

4. Sjogren U, Hagglund B, Sundqvist G, Wing K. Factors affecting the long-term results of endodontic treatment. J Endod. 1990;16:498-504.

5. Engstrom B, Spangberg L. Wound healing after partial pulpectomy. A histologic study performed on contralateral tooth pairs. Odontol Tidskr. 1967;75:5-18.

6. Nair PNR. Light and electron microscopic studies of root canal flora and periapical lesions. J endod 1987;13:29-39.

7. Nair PN, Sj?gren U, Krey G, Kahnberg KE, Sundqvist G. Intraradicular bacteria and fungi in root-filled, asymptomatic human teeth with therapy-resistant periapical lesions: a long-term light and electron microscopic follow-up study. J Endod. 1990;16:580-588.

8. Hoskinson SE, Ng YL, Hoskinson AE, Moles DR, Gulabivala K. A retrospec-

tive comparison of outcome of root canal treatment using two different protocols. Oral Surg Oral Med Oral Pathol Oral Radiol Endod. 2002;93:705-715.

9. Chugal NM, Clive JM, Spangberg LSW. Endodontic infection: some biologic and treatment factors associated with outcome. Oral Surg Oral Med Oral Pathol Oral Radiol Endod. 2003;96:81-90.

10. Schilder H. Cleaning and shaping the root canal. Dent Clin North Am. 1974;18:269-296.

11. Siqueira LJF, Barnett F, Interappointment pain: mechanisms, diagnosis, and treatment. Endod Topics 2004;7:93-109.

12. Haapasaalo M, Udnaes T, Endal U. Persitent, recurrent, and acquired infection of the root canal system post-treatment. Endod Topics 2003;6:29-56.

13. Lumley PJ, Walmsley AD, Walton RE, Rippin JW. Effect of precurving endosonic files on the amount of debris and smear layer remaining in curved root canals. J Endod. 1992;18:616-619.

14. Lumley PJ, Walmsley AD, Walton RE, Rippin JW. Cleaning of oval canals using ultrasonic or sonic instrumentation. J Endod. 1993;19:453-457.

第6章 根管清理与成形

根管清洗、清创和消毒的目的都是对微生物的控制,而抗菌也是根管治疗的基本原则。为防止被唾液玷污,牙齿应该用橡皮障隔离。同时为了容纳多与的抗菌冲洗液,牙齿的外形应当尽可能恢复(图6.1)。牙髓受刺激后导致第三期牙本质沉积在根管上段,影响进入根尖1/3(the apical third)(图6.2),而这一部分也正是牙体预备过程中最为重要的部分。因此需要修整牙冠的开髓洞型,以便顺利到达感染根尖。表6.1中简略阐述了由牙冠到根尖的根管预备方法的优点。

根管预备方法有多种,他们都有共同的目的(表6.2)。此处描述的顺序着重于冠方预备,首先是开髓,然后是髓腔修整,直线通道(SLA)的建立,到根尖1/3的疏通,工作长度的确定,预备完成。我们建议在使用镍钛合金锉等工具预备根尖1/3前,应确保已经建立了直线通道并有足够的空间,这样能够显著降低施加于器械上的压力。

表6.1　预扩展和建立直线通路的优点

生物学方面
- 操作初期即可去除根管冠方的牙髓组织,细菌与刺激物
- 创造更大的空间,以容纳更多的冲洗液,并使其冲洗得更为深入
- 在到达根尖1/3处之前锉会先经过冲洗液
- 增加的空间允许锉更为自如地适应根管,使碎屑从冠部溢出,减少将感染物质推出根尖孔的机会

机械学方面
- 锉刃与冠方的结合减少,增强了术者在根尖1/3操作的感觉及对于锉的控制
- 在确认工作长度之前形成了一条更为直接的通往根管终点的通路,使弯曲根管的预备有了更大的精确性
- 预先弯曲的锉更容易插入和保持弯曲,因此在根尖1/3扩展时更为有效

表6.2　根管预备的目标

- 去除根管内的感染组织
- 创造空间从而使冲洗更为简单和有效
- 为放置根管封药创造空间
- 为根管充填创造合适的形态

开髓和初期冠方预备

根管在外形和大小上千差万别。大一些的根管能够比较轻松地放入根管器械并进行冲洗,而小一些的根管在根管前要进行冠方预备。通常用不锈钢锉(10、15、20、25号锉)进行根管初探,确认冠方1/3~2/3的宽度,同时确认不锈钢锉的手柄是否和咬合面垂直,以作为直线通道建立的标志。注意不要在器械上用力过度以免导致根管台阶、阻塞、穿孔以及不锈钢锉的破坏。过于狭窄的根管,应使用诸如Glyde(图6.3)、RC等润滑剂进行预备。

探测锉应当能自由地探入牙髓腔内以确认直线通道的建立,此后可以用效率更高的旋转器械。如果直线通道没有建立,就要分别用4#、3#、2#GG钻打开根管的冠方1/3~2/3,同时再用锉检查直线通道(图6.4)。GG钻的使用顺序可从小号到大号或者从大号到小号,具体的选择根据根管横截面大小、根管的直径以及术者个人的喜好而定。应当注意在构建直线通路的时候,去除边缘嵴区域的阻挡,以免旋转锉过度受力。在建立直线通道之前不能使用旋转镍钛锉,这一点非常重要。

锉前进时如受到很大的阻力,说明器械的锥度超过了根管的锥度。在这种情况下,需要使用较大号的不锈钢锉,逐步后退预备根管上段(通常从10号到35号),以使减少疏通锉的冠方阻力,使锉的前进更为容易。在一些狭小的根管中,要小心用小号锉往返旋转,以打开并扩展冠部根管,先切削根管侧壁,再向根尖方向前进,小心重复此过程并及时冲洗。这些锉应当用逐步后退的方法,不能强行前进到预估的长度,即用逐步后退的方法将冠方根管逐渐向下预备。对于近颊根或者非常弯曲的根管可能需要6号或者8号不锈钢锉来疏通。根管冠方经敞开后,小号锉才能够更深地进入根尖部分。在器械能到达工作长度以前必须重复几次这个过程。

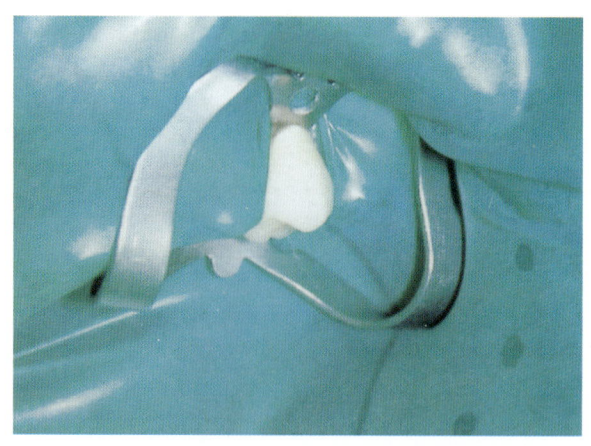

图6.1 橡皮障隔离是无菌技术的重要方面

第 6 章　根管清理与成形

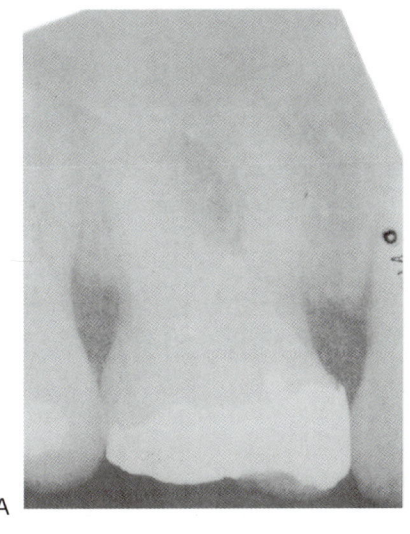
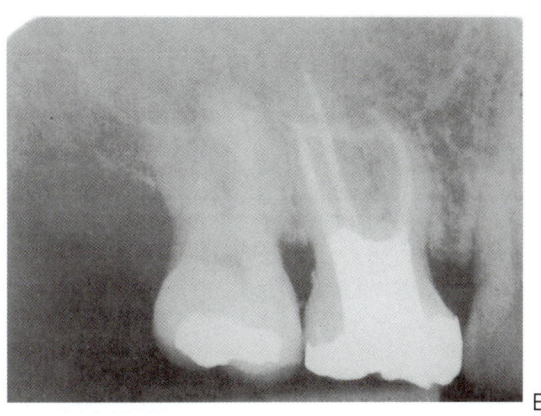

图 6.2（A）放射影像显示牙髓受到刺激后会导致第三期牙本质在根管冠部的堆积，使得根管辨认和疏通更为困难；（B）术后 X 线片

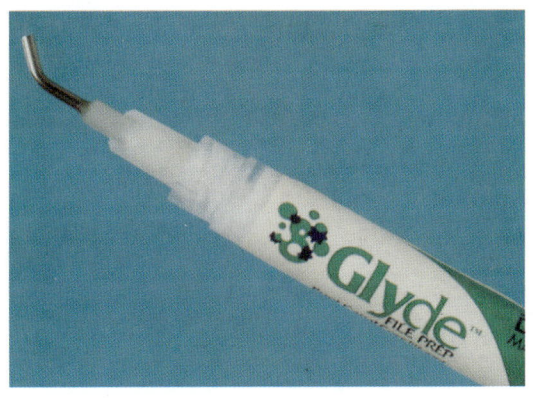

图 6.3 润滑剂 Glyde

根尖 1/3（apical third）的疏通，根管通畅和工作长度

根管经冠方预备后，可用 8 号或 10 号锉在润滑剂辅助下向根尖方向前进，探查根尖是否有复杂变异。如根管较粗大或有足够的空间，锉可以直接到达工作长度。如果锉在根管上段无阻力，但在下段遇到阻挡，通常提示根管方向突然改变（弯曲）或者存在根管分叉。此时根管的锥度比锉的锥度大，需要将锉的尖端 1~2mm 弯曲并尝试寻找和感觉根管。当发现根管通路的时候，要轻轻往复提拉（开始要小于 1mm）进行疏通。仔细观察锉的弯曲情况可帮助了解根尖的解剖特点，尤其是弯曲根管和根管分叉。

确定工作长度时应仔细，要意识到这个长度能够在预备过程中变短，尤其是在弯曲根管。应当用 8 号或 10 号标准锥度的不锈钢锉确保根管通畅，同时用根尖定位仪确定临时工作长度（大于 10 号的锉不应超出根尖孔）。根尖定位仪有一个唇钩和一个用于夹持锉的夹子(图6.5)。随着锉逐渐接近根尖孔,电阻发生改变,在定位以上可以显示锉的深度。不同品牌的根尖定位仪,其显示也有差异,即同样的显示位置并不代表锉与根尖的距离相同;因此日常工作中应熟悉所用定位仪的细微差异。使用时要注意牙髓腔的干燥并尽量减少根管内的液体量,过量的液体会造成短路引起误读。在已经大面积修复或做冠修复的牙齿上尤其要注意短路问题。通常要借助增加锉的号(8、10、15号或者20号,取决于根管的大小)来验证读数的可重复性。仍推荐拍确认工作长度的X线片,以提供额外的信息,例如:根管方向和弯曲程度、是否有遗漏的根管等等。根尖定位仪使根管预备更加精确,并能监控弯曲根管因预备后变直导致的工作长度变短。尤其是在根尖预备完成时应该使用根尖定位仪(表6.3)。

表6.3 根尖定位仪的使用

- 确保髓底干燥同时保证根管内液体含量降到最低
- 避免和金属修复体接触
- 锉的型号尽可能与根尖孔的宽度接近,这样一般能够保证有连续而稳定的读数

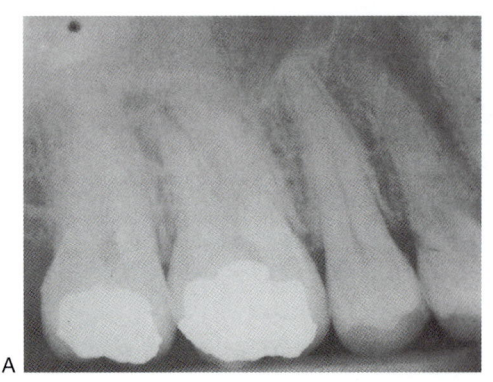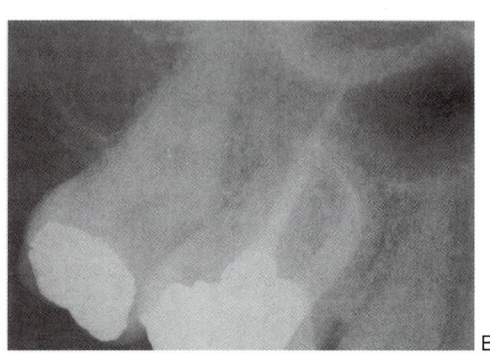

图6.4 (A)直线通路尚未建立;(B)直线通路已经形成

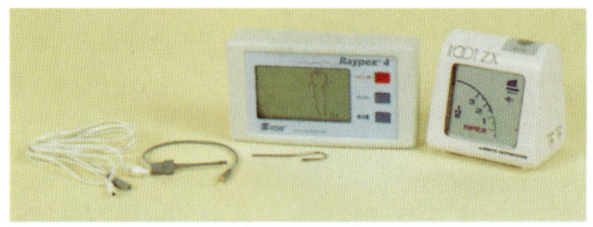

图6.5 两种常用的根尖定位仪,Raypex 4 和 Root ZX 唇钩挂于下唇,夹子夹到根管锉的金属部分

根管预备的完成

手用不锈钢器械

目前文献报道最多的方法是用手用不锈钢器械完成根管预备，或者先用机用镍钛锉冠向下预备大部分根管，再用手用不锈钢锉修整。根尖预备得比较宽大时可以去除更多的感染牙本质，但不应当超过安全范围——比如弯曲根管的根尖预备一般较小，通常为30号，在非常弯曲的根管甚至为25号。如在弯曲根管中使用尺寸过大的锉会产生根尖偏移、形成悬台阶或根尖拉开（图6.6）。如果大尺寸的锉长时间超出根尖孔，会过多切割导致根尖孔撕裂形成泪滴状。相反地，重复使用小号锉获得宽大光滑的根管预备，这种方法适合特定的根管。

用0.02锥度的手用器械完成预备的过程包括测量根尖孔的大小，确认主尖锉（能在工作长度 −0.5mm 的位置与卡住根管壁）并逐步后退预备根尖1/3[1]。对于粗大的根尖孔，例如根尖未发育完全，根尖吸收或者外科手术后的根尖，用标准的不锈钢或者锥度为0.02的镍钛锉（20−60号）在根尖区域以0.25mm间隔逐步后退预备，形成根尖止点。有时需要反复用小号锉进一步精修直到合适的长度，并将根尖段和冠方段预备成连续光滑的整体。最后，再测量一遍根尖孔大小，并精修根尖2~3mm。牙胶尖试尖成功时，就达到了根管预备的机械目的；当管内达到最理想的清洁状态，清除了绝大多数细菌时，就达到了根管预备的生物学目的。

另一种方法，就是用GT锉来简化逐步后退步骤，并把根尖和根中1/3根管连续预备。在用GT锉之前应先完成根尖部分的初步预备，到25号或30号，以免GT锉卡在根管内。GT系列锉可以根据个人习惯按照锥度从大到小或者从小到大的顺序使用，注意最后用锥度为0.02的锉来完成根管预备，完成根尖孔大小的测量，并确保根尖锥度和止点。GT锉也可用手用ProTaper代替。

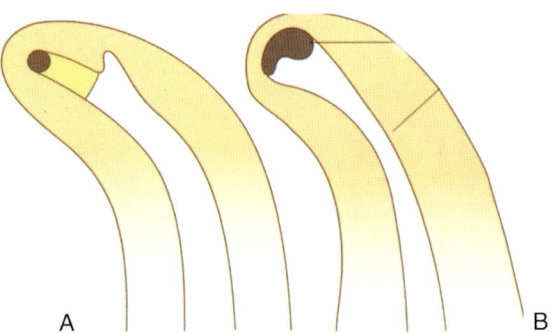

图6.6　在弯曲根管预备中常遇到的问题：(A)台阶；(B)沙漏形根管显示肘形和向外偏移的根尖孔（根尖拉开），用逐渐增加的锉扩大根尖孔会导致这种损坏

机用镍钛器械

随着对安全使用机用镍钛锉理解的加深,机用镍钛预备技术也在不断发展。根管的解剖学形态尤其是卵圆形根管和隐蔽弯曲是影响锉的工作表现的主要因素,因此在应用镍钛锉前要用手用锉详细探查根管。建议使用高质量的带有大扭矩减速手机的电动马达驱动镍钛锉,并允许其转速在一个合理的范围内(150~300rpm)(图6.7)。我们现在认识到初步扩大、冠方敞开、直线通路的建立和冠向下预备对于获得最佳结果和减少器械折断是非常重要的,这些在前面已经叙述过。机用镍钛锉不能用于疏通根管,只能用于通畅的根管。手用锉没有到达部位绝不能用机用锉;手用锉建立顺畅根管通路(至少15号,20号更佳)是必需的,因为机用锉只能用于扩大根管而非疏通根管。

使用机用镍钛锉时的力度大小类似于使用细芯自动铅笔。在根管内的前进应当是渐进的,有阻力后即提出,每次动作幅度不大于1mm。锉在根管内应当连续地进退,切忌在根管内某一点停留时间过长。使用机用镍钛锉前应先进行冲洗并用小号手用锉将冲洗液引入根管系统的深部并保持根管的通畅。

镍钛合金有良好的形态记忆,使得锉疲劳不易被发现。根管的长度、弯曲度和钙化程度都影响镍钛锉的疲劳程度,因此应将镍钛合金锉作为一次性物品使用,事实上所有的根管锉都应该如此。在高度钙化或者严重弯曲的根管,任何有损坏迹象的锉都不应该使用。

当第一根机用锉到达工作长度时,预备还没有完成,因为通常情况下第一根到达根尖的机用锉并没有预备到根尖的根管壁,还要用手用锉预备根尖几mm,或者用机用锉继续预备。在因侧支根管和弯曲度等导致难以获得光滑通路的复杂根管中,需用手用锉完成根管预备(图6.8)。

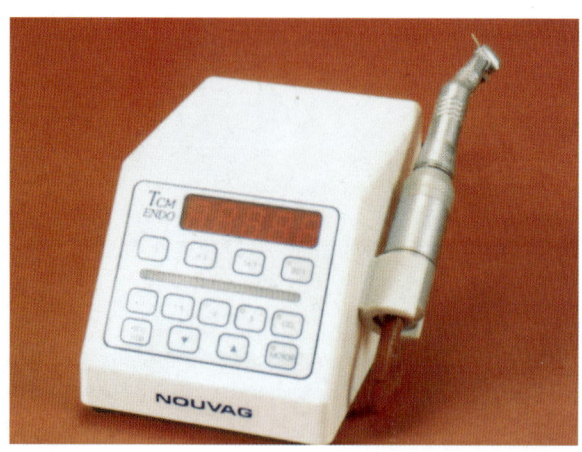

图6.7 根管治疗电子马达,Nouvag

预备技术

下面列举了笔者熟悉并常规讲授的 3 种技术:ProFile、机用 GT 锉和 ProTaper。所有技术的前提是:建立直线通路;有足够的根管空间;根管顺畅。

这些技术最好都能够手把手的进行教授和学习,在患者身上操作前先在离体牙上练习。许多术者习惯在使用镍钛旋转工具前用不锈钢锉疏通根管全长,保证根管顺畅和直线通路(用 G 钻或合适的金刚砂车针建立)。用这种保守的方法练习可以让我们对根管的解剖学形态有一个根本的认识,并且可以大大减少使用镍钛锉时遇到的问题。

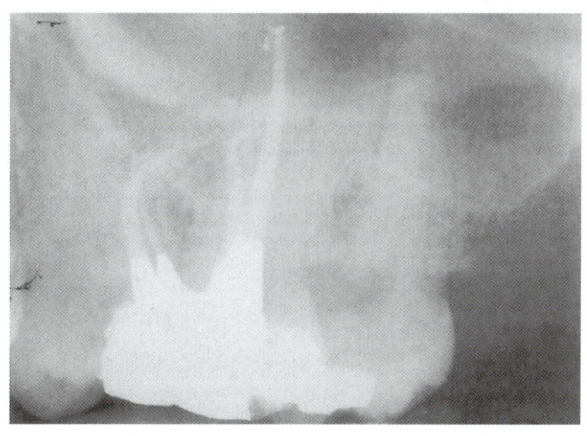

图 6.8 复杂根管示例,建议联合应用机用镍钛工具和手用工具,尤其是远颊根

ProFile

建立了直线通路并确保根管通畅之后,可以将 GG 钻或根管口成型锉与 ProFile 联合使用。预备方法为冠向下预备,按照由大号到小号的顺序使用锉,许多术者喜欢用 06 锥度锉(40、35、30、25、20、15;图 6.9)[2]。有人认为使用单一锥度的锉会因同一时间切割根管壁的切割刃过多导致锉折断,如果 04 和 06 锥度锉之间搭配使用,每次切割牙本质的刃数量都不会很多,会降低折断的风险。常用的锉系之间搭配根管口成型锉 5(60/08),4(50/07),3(40/06),2(30/06);ProFile25/06,25/04,20/06,20/04[3](根管需进行深部预备时可联合使用 GT 锉);或者 K_3 系列根管口扩大锉 25/10,25/08 与 K_3 锉 35/04,30/06,25/04,20/06,20/04[4]。以上所有组合,可能需要重复预备,直到 20/06 或者 25/06 到达距根尖 0.5mm 处。然后测量根尖孔大小,用手用或机用锉完成预备。

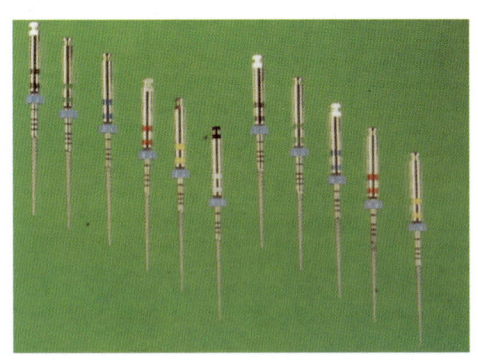

图6.9 06系列ProFile,锉越小在根管内运行距离就越长。第二套锉更为深入;使用时不能用力太大

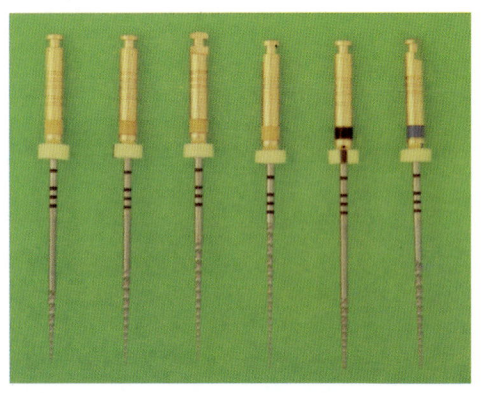

图6.10 标准的20号GT锉(锥度0.10,0.08,0.06,0.04)和尖端尺寸加大的30/06,40/04号锉。辅助机用GT锉有各个锥度尖端尺寸为35、50或70号,甚至有0.12锥度锉

机用GT锉

这类锉有标准系列和附属系列。标准系列锉的锥度分别为0.10,0.08,0.06和0.04,尖端尺寸为20,30和40号(图6.10);除最大刃部直径为1.25mm的40/10外,其余最大刃部直径为1mm。附属系列的锥度为0.12,尖端尺寸为35,50或者70,最大刃部直径为1.5mm。由于尺寸和硬度的限制,附属系列很少使用。GT锉使用前最少要用15号锉将根管疏通到其预定长度,并且建立直线通路。预备的顺序为从冠方向下,从大到小使用20号锥度分别为0.10,0.08,0.06,0.04的锉,必要时重复预备[5]。一旦合适锥度的锉到达工作长度,就要测量根尖孔大小,同时完成根管预备。

ProTaper

ProTaper(图6.11)是一种相对新颖的,具有创新性设计的变锥度,没有导平面(radial land),切割效率高的特点。有3种成型锉和3种完成锉[6]。ProTaper,ProFile和GT列系锉的使用不同,遇到阻力时可向侧方刷根管,如GG钻一样。因为锥度的多样性,每一种ProTaper都有自己的冠方向下的切割。完成锉要比成型锉短,不能刷根管,在到达工作长度时立即退出。以下为ProTaper的使用步骤:

1. 用10,15,20号不锈钢锉探查根管中上段;用GG钻建立直线通路;确保通路顺畅;

2. S1放入与20号锉相同的深度,当遇到阻力时从侧面冲刷;

3. S2放入和S1相同的深度,也可以用Sx锉。Sx锉要小心放入提拉,并从侧面刷根管。一开始不用Sx是因其尖端容易卡住并折断,当尖端有足够空间的时候才能深入。Sx不可以用于冠部弯曲的根管,否则易引起锉尖折断。用GG钻构建直线通路,然后再用Sx锉塑形。不要过度使用Sx锉,去除过多牙本质会增加根裂的风险;

4. 用根尖定位仪(EAL)确定工作长度;

5. 用 15 和 20 号锉确认根管通畅,然后用 S1 和 S2 预备到短于工作长度 0.5mm,必要时可刷根管。不要刷根管全长,距根尖 1mm 处应停止;

6. 重新测量工作长度,使用成型锉后弯曲根管长度会变短;

7. 把 F1 预备到比校准后的工作长度短 0.5mm 的位置并立即退出;

8. 把 F2 预备到比 F1 短 1mm 的深度,F3 预备到比 F2 短 1mm 的深度(即以 1mm 为间隔用完成锉逐步后退预备,其后退间隔也可缩短,但一定要小心)。绝不能把完成锉预备到成型锉相同的深度,不要在同一位置徘徊,不要刷根管。也可以采用 GT 锉和 ProFile 混合预备的技术完成预备;

9. 手动完成预备,测量根尖孔,精修。

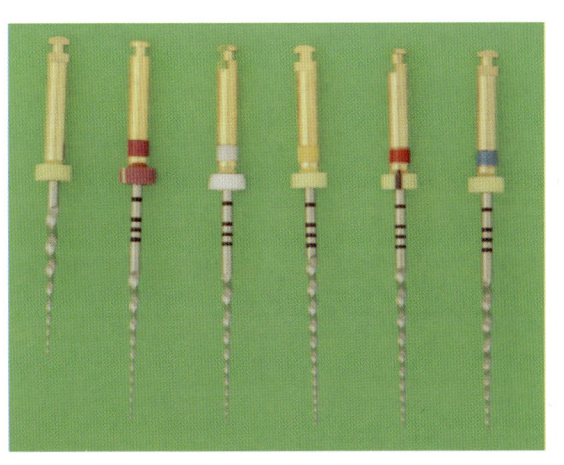

图 6.11 ProTaper 系列:3 种成型锉(Sx,S1,S2)和 3 种完成锉,尖端 3mm 锥度分别为 F1(20/07),F2(25/08),F3(30/09)。

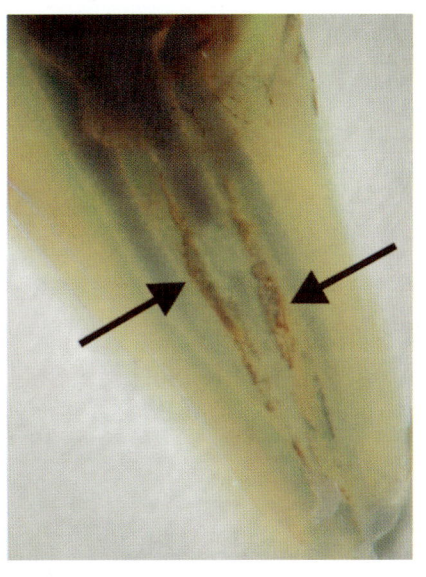

图 6.12 机用预备清理过的牙齿,根管中碎屑被侧向推到隐窝中,椭圆形的根管壁未预备到

注意!

虽然本章节大多是关于根管器械的机械部分的,但是有一点需要注意。机用镍钛锉使得根管预备变得更为简单、便于充填、在 X 线片上看起来很漂亮。然而事实也许并非如此,因为机用锉扩展出一个圆洞的同时碎屑被频繁地向侧方推到根管的凹陷处(图 6.12)。这些碎屑应当用手用锉或者超声锉和大量的冲洗液冲掉,这也是为什么要用手用锉来完成根管预备,尤其是椭圆形的扁根管。由于许多机用技术缩短了根管预备的时间,因此,在进行根管封药和根管充填前,很有必要在根管内进行充分的冲洗。

单次和多次治疗的比较

如果完成根管清理和消毒时间允许并能保证根管干燥,根管治疗可以一次完成。但不能为了一次性完成根管治疗而仓促进行甚至有意缩减各步骤,这样会背离彻底清创、消毒和根管充填的要求。

把操作程序分两次来完成有以下几个优点:
- 加强根管消毒程度;
- 观察愈合的进程[7];
- 检验根管预备效果;
- 寻找额外的根管。

氢氧化钙是比较受欢迎的根管药物。其 pH 值较高,能够进一步降低细菌含量并溶解经预备和冲洗后剩余的组织,尤其适用于根尖周炎的患牙。注意保证冠部有 3~4mm 厚的可靠的密封,以防止诊间根管再感染。在进行窝洞暂封前通常放置一个小的棉纱条,棉团或牙胶以防止在诊间或随后去除暂封时将材料掉入根管中。当下流行方法是在暂封层下使用 Cavit G,它比棉条的密封性更好,。

从生物学观点来看,采用一次法或多次法的选择应当根据疾病的进程决定。非感染的活髓病例,治疗应当尽快完成,如果时间允许应尽可能选择一次治疗完成。在具有复杂解剖学形态的牙齿中,由于寻找、疏通和预备复杂根管等导致治疗时间延长,以及给予溶解残存牙髓、减少出血的考虑等,应当使用氢氧化钙封药。在感染病例中,强烈建议诊间使用氢氧化钙降低细菌感染,因为根管预备和 NaOCl 冲洗不能完全清除根管深部细菌,从而影响根管充填的效果[7,8]。

参考文献

1. Ruddle CJ. Endodontic canal preparation: breakthrough cleaning and shaping strategies. Dent Today. 1994;13(2):44, 46, 48-9.

2. Kavanagh D, Lumley PJ. An in vitro evaluation of canal preparation using Profile .04 and .06 taper instruments. Endod Dent Traumatol. 1998;14(1):16-20.

3. Hoskinson AE. communication,1998

4. Barnett F. communication,2002.

5. Buchanan LS. The art of endodontics: files of greater taper. Dent Today. 1996;15(2):42, 44-6, 48-9.

6. Ruddle CJ. The ProTaper technique: endodontics made easier. Dent Today. 2001;20(11):58-64, 66-8.

7. Trope M, Bergenholtz G. Microbiological basis of endodontic treatment: can a maximal outcome be achieved in one visit? Endod topics 2002;1:40-53

8. Sjogren U, Figdor D, Persson S, Sundqvist G. Influence of infection at the time of root filling on the outcome of endodontic treatment of teeth with apical periodontitis. Int Endod J. 1997;30(5):297-306.

第 7 章　根管充填

即使经最理想的窝洞清理和根管预备,一些常驻细菌仍将残留在根管系统中。认识这一点有重要意义。一般说来,这些细菌并不会引起临床症状。表 7.1 概括了根管充填的目的。

根管充填的目的就是要把任何可能存留的细菌封闭起来,使它们不能繁殖,同时提供一个可以防止从牙冠向根尖方向渗漏的根管封闭。虽然根尖的封闭也很重要,但近来牙冠的封闭愈来愈受到重视,因为污染通常都是从牙冠方向开始的,特别是唾液。如果牙冠封闭得不彻底,将会出现根管充填物的污染,从而导致治疗失败。

根管充填前的要求

牙齿无自觉症状,在根管充填前根管预备须充分,根管内干燥。根尖周组织浆液性渗出提示炎症的存在,如果存在持续的渗出液,应使用氢氧化钙暂封至干燥。这种持续的渗出液通常可能是由根管的过度预备和根尖周组织的损伤引起,因此建议充填前重新测量根管工作长度。如果根管不能干燥则可能导致治疗的失败或者根尖周的感染,需考虑进一步的治疗建议,例如手术或拔除。表 7.2 给出了根管充填的标准;表 7.3 和表 7.4 分别列出了理想的根管充填材料及封闭剂的特性。

所有的封闭剂初次混合时都会有一些刺激性,但通常会自动消退。

根管充填材料的种类

常用的根管充填材料概括如下:
- 固体和半固体材料(如牙胶尖和银尖等,图 7.1,图 7.2)。由于银尖不能从侧方或冠方封闭根管,且有可能导致牙齿及牙龈着色而不被推荐;
- 封闭剂和黏固剂(如 Tubliseal,AH Plus,Roth 封闭剂,图 7.3,图 7.4)体外试验表明 Grossman 根管封闭剂和 AH Plus 有一定的粪肠球菌抑菌活性[1]。树脂封闭剂(图 7.5)问世不久但已有不错的临床效果[2];
- 药物类糊剂(如 N2,Endomethosone,Spad,Kri)由于其常含有具有细胞毒性的多聚甲醛,建议不用。

牙胶尖充填技术

不论哪种技术只要使用恰当都可以取得良好的临床效果。随着大锥度根管

锉的使用,也出现了与之匹配的各种牙胶。不同的技术有不同的支持者,然而技术的选择最终还是由个人喜好决定;

- 单尖充填法(因为侧向和冠方密闭性不好而不被推荐);
- 侧方加压法;
- 热加压法;
- 垂直加压法;
- 热塑牙胶;
- 有核牙胶充填技术;
- 屏障技术。

表7.1 根管充填的4个目的

- 防止残留细菌或其毒素进入根尖周组织
- 封闭残留细菌于根管系统中使其不能存活
- 防止根尖周渗出液进入根管成为残留细菌的培养基[3]
- 防止根管系统来自冠方的再次感染[4]

表7.2 根管充填的标准

- 牙齿无症状
- 完整的暂封
- 无窦道
- 根管干燥

表7.3 理想的根管充填材料性能

- 易于放入根管
- 对尖周组织无刺激性
- 体积恒定
- 可以从侧方,根方,冠方封闭根管
- 液体不能通过
- 无菌或易于灭菌
- 抑菌
- X线阻射
- 不引起牙齿组织或牙龈着色
- 必要时容易从根管内清除
- 可长时间储存
- 对牙本质有黏着性
- 长度易于控制

第7章 根管充填

表 7.4 理想的封闭剂性能

- 满足充填材料要求
- 与根管壁黏着牢固
- 粉末颗粒细小易于混合,或者为双组份
- 充足的操作时间
- 结固时体积膨胀

充填前准备

准备原则主要就是牙齿的隔离,橡皮障可以阻止唾液对根管系统的污染,同时还能隔离根管冲洗液,防止刺激黏膜。

牙胶尖侧方加压技术

该技术问世已久,且有良好的使用效果,常常被用来做新技术的对照标准。其目的就是沿着根管壁对牙尖胶进行侧方加压以使其充满根管。该技术要求根管要预备成连续的锥形并有明确的根尖止点。

1. 选择一个可以到达距根尖工作长度末端1mm 以内(用一橡胶圈做标记)的侧压针。常用的侧压针有两类:长柄侧压针和手用侧压针(图7.6A)。手用侧压针的优点在于不会产生过大的侧方压力,因此很少造成根折,适合于初学者;

2. 挑选一个主牙胶尖,插入根管(图 7.6B),以能在根尖部分"喔住"为准(类似于从飞镖盘上拔下飞镖的感觉)。用小号的牙胶尖通常不容易喔住,除非是在狭窄根;

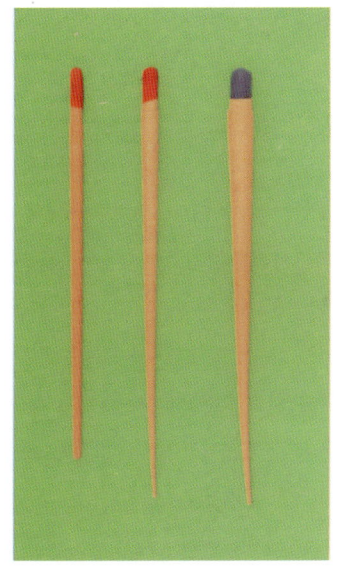

图 7.1 锥度为 02 和 04,06 的牙胶尖

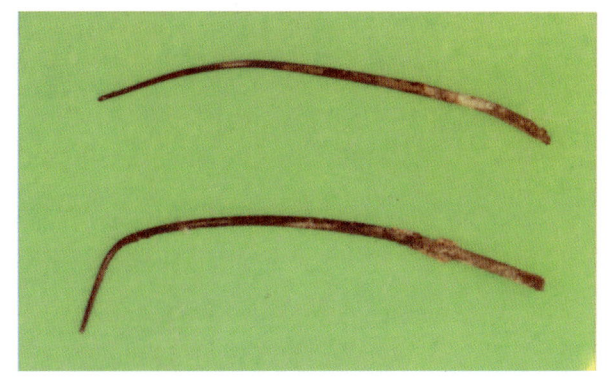

图 7.2 根充失败的银胶尖(已被腐蚀)

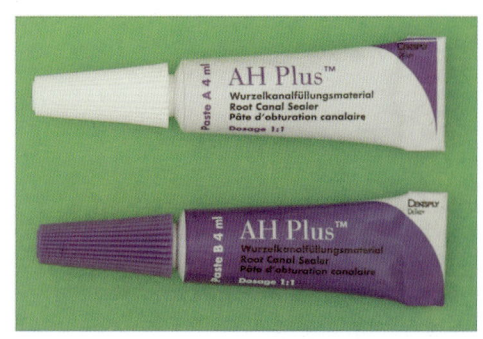
图7.3　AH plus 根管封闭剂

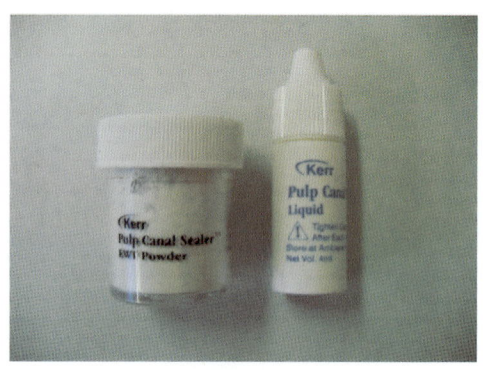
图7.4　髓室根管封闭剂

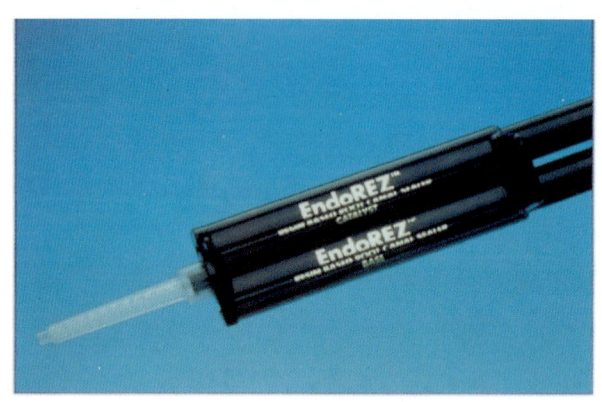
图7.5　EndoREZ 封闭剂

管。因此常常选择比主尖锉大一号的牙胶尖。如果大一号的牙胶尖不能到达根尖止点,可以用一个能通过根尖止点的较细牙胶,将其尖端剪掉0.5mm(可使牙胶尖轻度增大)重新插入根管试尖。此步骤可反复多次直到合适。

3. 用镊子在牙胶尖的参考点处做一标记,拍X线片确认;

4. 导入封闭剂:按说明书要求调制封闭剂,用一无菌锉在根管中逆时针轻轻转动将其导入到根管中(如果封闭剂可能从根尖孔通过,比如根尖孔开放,则省略该步骤)。将主尖根尖部用封闭剂包裹,缓慢插入根管,使封闭剂分布到根管壁上,减少进入根尖周组织的量;

5. 主尖就位后,在根管壁和主尖之间插入侧压针,朝根尖方向施加压力(图7.6C)(侧向加压可能导致侧压针弯曲损坏或根折)。侧压针应插入至工作长度上方1mm[5]。持续加压20秒,将主尖向侧方和根尖方向压紧,并留出足够的空间加入副尖;

6. 选择一个和侧压针同号或小一号的附尖。轻轻旋转侧压针拔出,立即将副尖插入(图7.6D)。重复上述步骤,直至将根管填满(图7.6E、F)每根副尖应使用侧压针逐个加压。最后一个副尖无需加压,以免留下侧压针通道而产生渗漏;

7. 于釉牙骨质界下方或龈缘下方1mm处,以更深的为准,切断牙胶尖。用一个加热的器械垂直压紧牙胶尖(图7.6G)。该步很重要,因为残留的牙胶尖可能使牙齿着色;

8. 如果同时有两个以上的根管需要用牙胶尖充填,应逐个充填除非他们在根尖1/3是相互融合的;

9. 封闭入口,去除橡皮障,拍术后X线片。

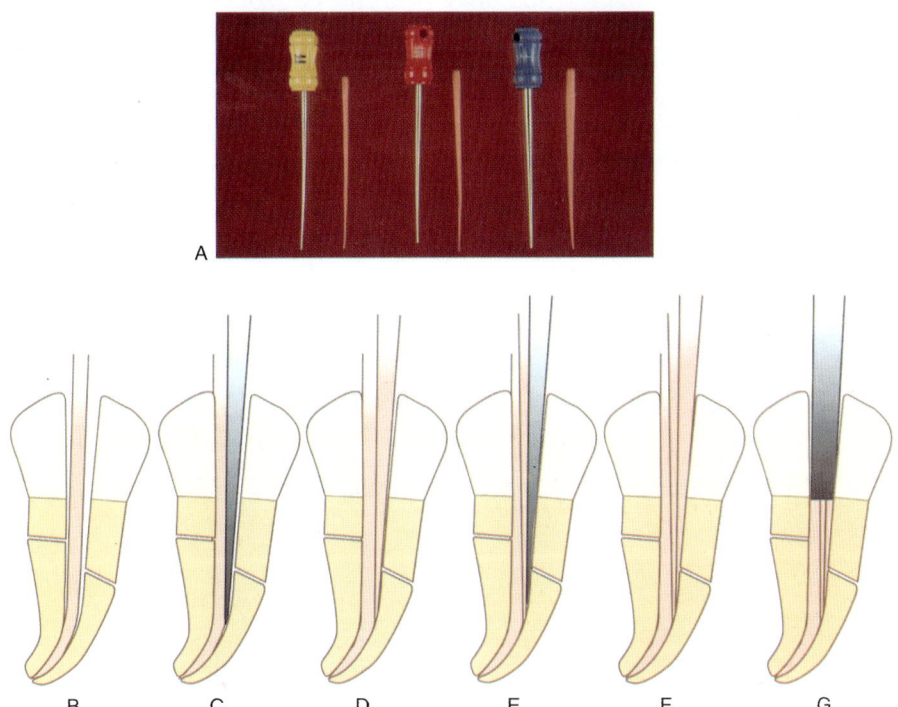

图7.6 (A)型号分别为小号,中小号,大号的手用加压器及其配套牙胶尖;
(B)主牙胶尖插入根管内;(C)手用侧压针沿主牙胶尖侧面加压;
(D)将副牙胶尖插入侧压针压出的空隙;(E~G)重复步骤,(B~D)直至完成根管充填

图7.7为使用冷牙胶尖侧方加压充填的临床病例。

如果牙根有吸收或者根管解剖形态较复杂,可以使用溶剂修整主尖。选择一个稍大一点的主尖,插入根管后可达根管工作长度上方1~2mm。拔出主尖将其末端2~3mm置于溶剂(如氯仿)中不超过5秒钟(图7.8),然后再次插到根管中。重复进行直至主尖到达工作长度。然后将主尖从根管内拔出,使用酒精冲洗去除残留溶剂,然后导入封闭剂,将牙胶充填于根管中。行X线检查如果合适则继续使用侧方加压或垂直加压完成充填。

牙胶尖亦可通过根尖尺定制(图7.9)。该方法尤其适用于需要较大尺寸的牙胶尖时,同时还可以与溶剂联合使用以获得理想的牙胶尺寸。

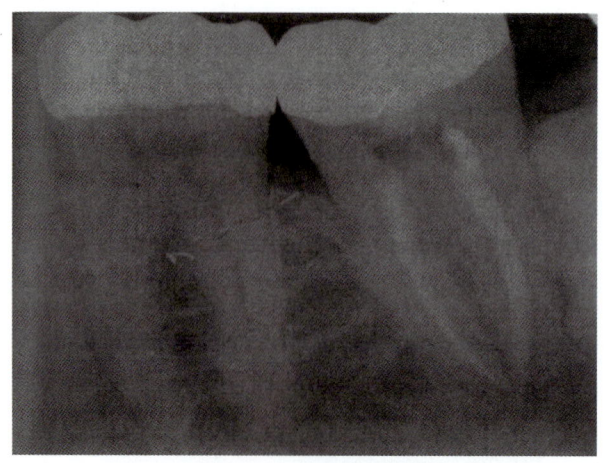

图 7.7　侧压充填病例

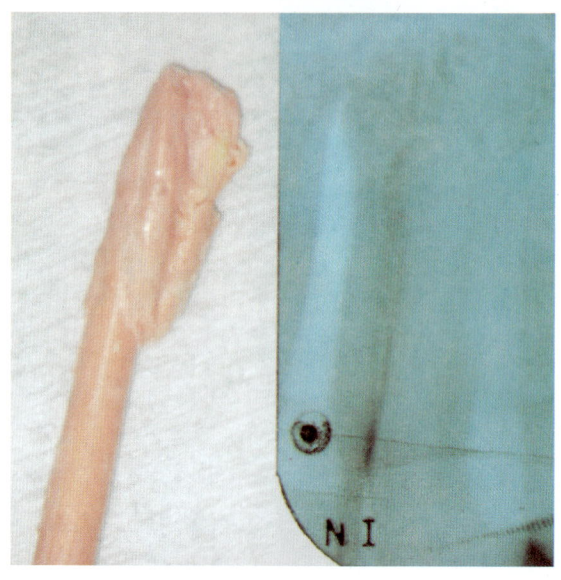

图 7.8　氯仿软化的牙胶尖及垂直加压充填后的 X 线片

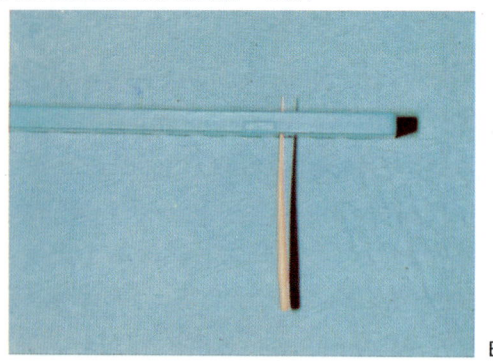

图 7.9　(A)量尺测量牙胶尖　　图 7.9(B)切断牙胶尖至需要的长度

热牙胶侧方加压技术

该方法是对冷牙胶侧方加压技术的改进:通过加热使牙胶尖变软使其更易于压紧,从而获得更严密的根管充填。通常将侧压针在干热玻璃珠灭菌器中加热后插入根管加压,但要注意该方法仅用于加热器械,不能代替消毒。此外还可以用超声震荡摩擦产热加热根充材料。

牙胶尖侧方热加压技术

该方法将一个类似于反螺纹根管锉的充填器(图 7.10)装在慢速手机(8000rpm)上,用于牙胶尖的加压与成型。值得注意的是该方法只能用在根管较直的部分,以防止损伤根管壁。随着充填器的旋转摩擦产热,使牙胶尖变软,充填器的刃将其推入根管中压紧。

有人将本方法作为侧方加压法的补充。首先将根管的根尖1/2段使用侧方加压充填密实,再将较直的冠方1/2段使用本方法加压成型。根尖1/2侧压的牙胶可有效防止牙胶溢出根尖孔,根上段软化牙胶被紧密压在牙本质壁上。

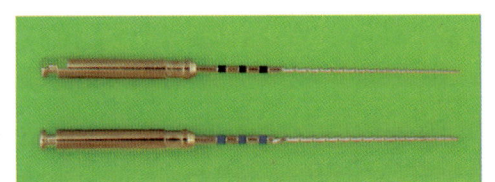

图 7.10 牙胶热机械加压器

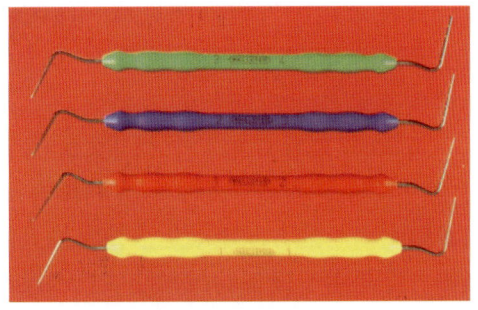

图7.11 热携器与垂直加压器。尖头用于加热,平头不需加热,用于加压

牙胶垂直加压技术

热量在牙胶尖中可以传导2~3mm,而且只需将其加热到体温以上%3~8℃(40~45℃)即有充足的可塑性。热牙胶尖垂直加压技术要求有锥度的根管预备,明确的根尖止点,适当的封闭剂,热源和一系列的充填器。简单的讲,牙胶尖垂直加压技术包括:牙胶尖的加热,从冠方向根方的垂直加压及剩余根管的充填。

早期的垂直加压技术通常使用两种器械:一种是煤气喷灯加热的尖头携热器,一种是,用来给软化牙胶加压的平头充填器(图 7.11)。携热器加热需要5~10秒,而一旦离开火焰温度便迅速下降,因此常常因频繁的加热而被烧红。但是近年来出现的电加热携热器很好地解决了这一问题,使我们很容易控制其温度及时间。

垂直加压技术

根方的充填首先是利用携热器将主牙胶尖从根管口烫断,然后马上用冷的侧压针沿着牙胶的四周加压,使其封闭根管冠方。随后在牙胶的中心施加持续的压力,使封闭剂和热牙胶沿着主根管及侧支根管方向流动。这样的持续压力称为加压波。再将携热器插入到牙胶中3~4mm,拔出同时带出一小部分牙胶,如上述再次进行第二波加压。如此循环直至距根管末端5mm处,或到达根管直段的末端,持续加压至牙胶冷却。

根尖部充填完成后,根尖及侧支根管都得到了很好的充填。根管上段的充填则是应用牙胶尖热加压或热塑牙胶实现的。有经验者使用垂直加压法可以取得很好的效果但是比较费时间。

连续波技术

连续波技术使得垂直加压技术简化快捷。该技术应用一套称为System B的设备(图7.12),该设备包含了4个可互换的质软的金属加压器:小号,中小号,中号及大号(图7.13)。这些加压器可以在充填的同时保持预设的恒定温度。根据主根管尺寸选择一个合适的充填器,加热同时对牙胶尖进行加压至根管直段末端上方5~7mm(尽管体外研究显示必须在根管工作长度3mm内加热才能加热整根牙胶)[6],然后再次加热,将侧压针压至根管直段末端并除去多余的牙胶,使得根尖充填密合。

该技术在进行根尖部充填时使用了连续加压(图7.14)代替了多次加压。根管上部的充填则可以通过多个牙胶尖的热加压或Obtura枪来实现。该技术与其他多尖充填技术有相似的效果[7]。

近30年来垂直加压技术的基本原理没有什么变化。主要目标就是精确的根尖封闭,除去多余牙胶后立即从冠方向根方加压。充填过程中,封闭剂和牙胶在压力的作用下向阻力小的方向流动。该技术最大的变化是设备的进步,简化了步骤使其更易于操作。但是由于设备的昂贵使该技术没有侧方加压技术那样广为接受。

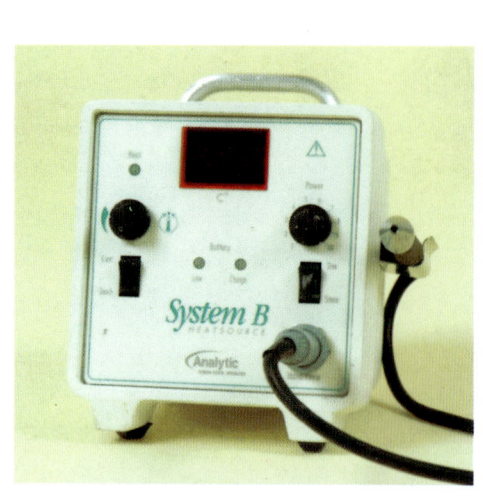

图7.12　System B

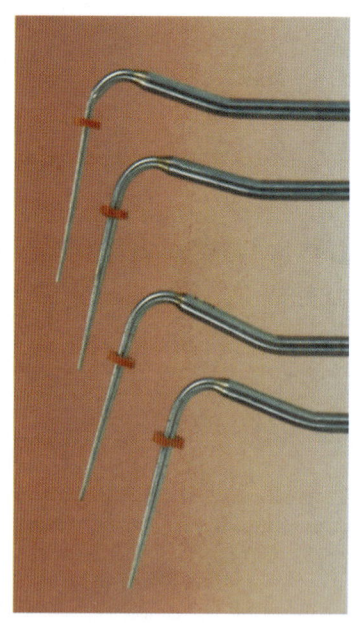

图7.13　System B 加热尖

热塑牙胶

Obtura 枪主要用于输送热塑牙胶(图 7.15),特别适用于垂直加压技术根管上段的充填。充填时每次放入少量牙胶并加压(图 7.16)以保证其体积收缩降至最低。图 7.17 为使用 System B 和 Obtura 进行充填的病例。Obtura 亦适用于内吸收,通过加压牙胶可进入不规则的根管(图 7.18)。注意要有良好的根尖止点以防止加压时牙胶被压出根管系统。

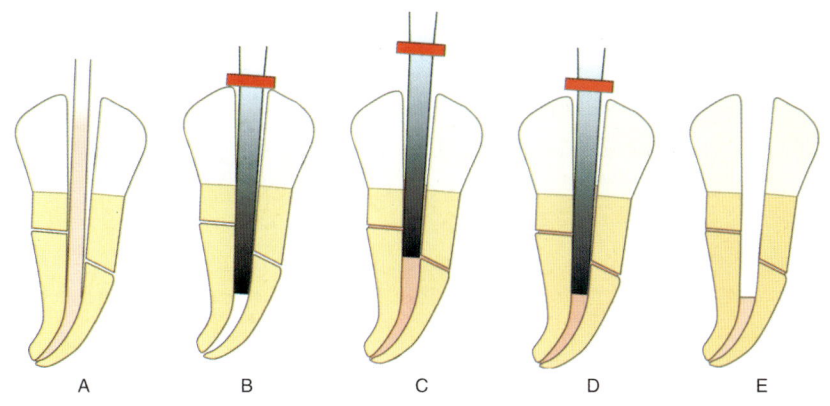

图 7.14 连续波加压充填法(A)试主尖;(B)试 System B 加热尖;(C)加压到距离根尖 3mm 处;(D)在根尖处保持 10 秒钟后再次加热 E.取出加热尖,手动加压器根尖牙胶,然后回填根管

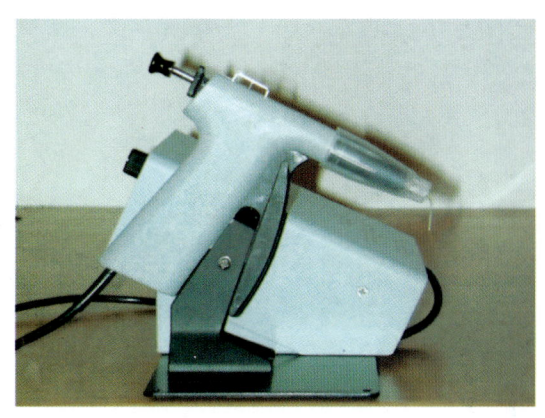

图 7.15 Obtura 充填器

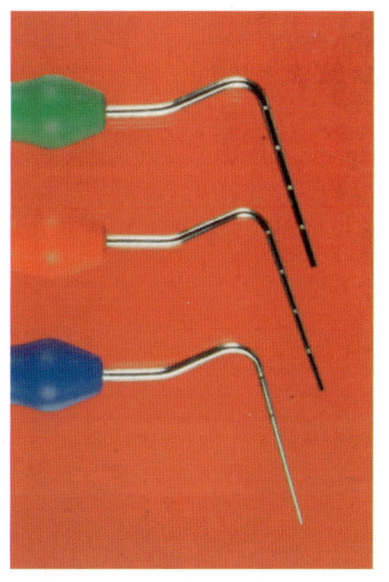

图 7.16 回填使用的垂直加压器

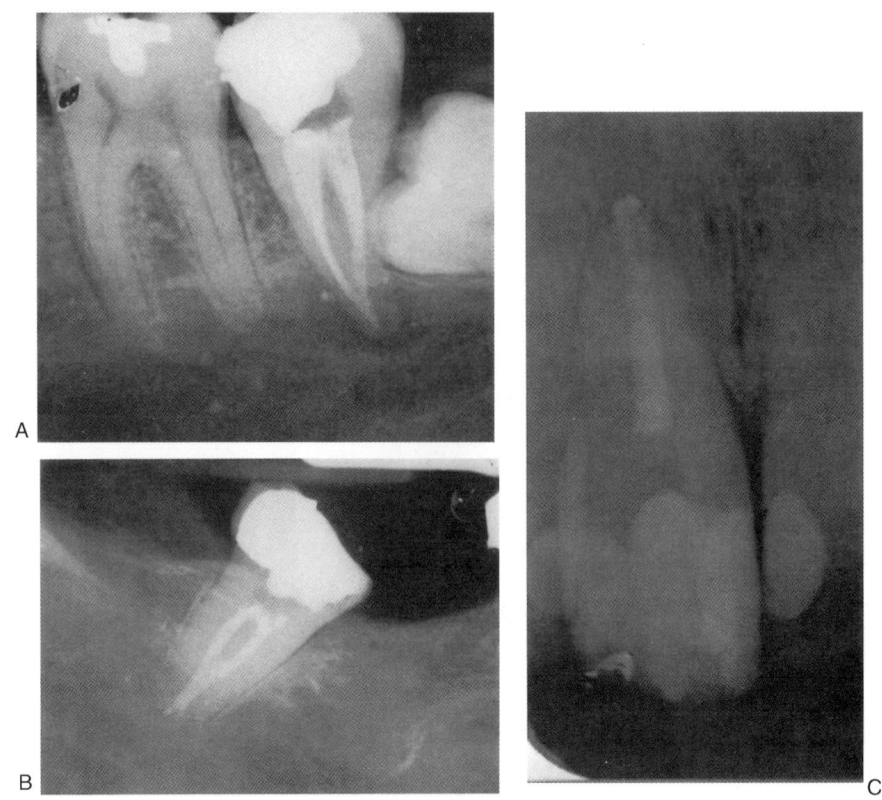

图7.17 使用B系统和Obtura充填的临床病例,注意侧副根管(A)左下7示多个个根尖开口;(B)右下8示根管先融合然后在根尖处分开;(C)右上1示根尖分叉

有核充填系统

该系统包括一个塑料制成(最初是由不锈钢或钛制成)的芯和外面包裹的牙胶。其尺寸选择由专门的测量器确定(图7.19A)。使用时先在根管中加入少量封闭剂,选择一个合适的带芯牙胶(图7.19B)放到专门的烤箱中加热(图7.19C)至牙胶变软,然后插入根管至所需的长度。可沿塑料芯周围对牙胶进行额外的加压,多余的部分在根管口处切断即可。

有经验者通过该方法可取得良好效果,但是它的缺点是残留的固体核心加大了修复的难度,尤其是需要加桩的牙齿。表7.5给出了该方法的适应证及禁忌证。

第7章 根管充填

表7.5 有核充填技术

一般适应证
- 长根管
- 细根
- 极弯曲根管

禁忌证
- 短根管
- 开放根管
- 根管分叉

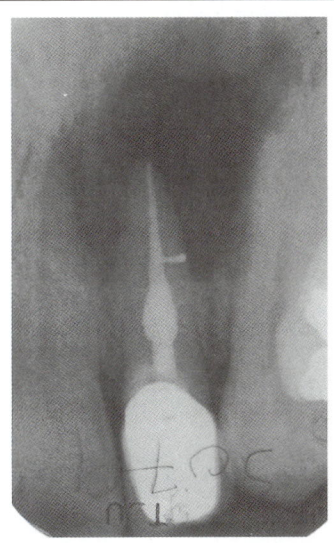

图7.18 牙内吸收使用Obtura充填的病例

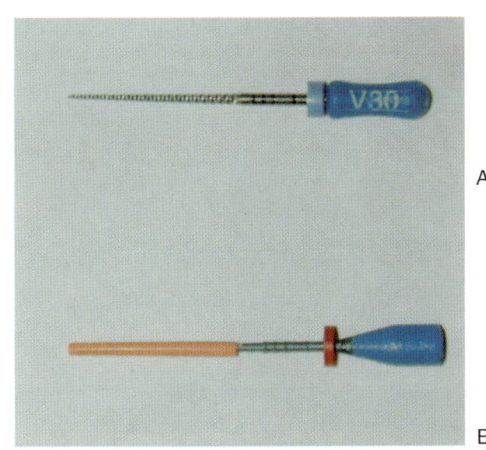
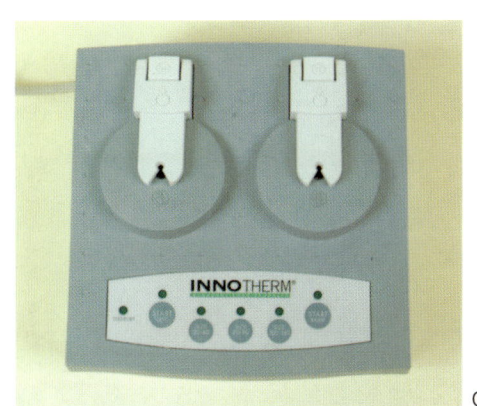

图7.19 (A)Thermafil试尖针;(B)Thermafil牙胶;(C)牙胶加热炉

73

屏障技术

某些情况下冲洗液及根管充填材料很容易超出根尖（若根尖孔过大或者根尖孔开放）。在这种情况下，通常使用洗必泰作为根尖冲洗液，并在根尖制作屏障形成阻挡以控制充填材料。很多年以前就有使用牙本质碎片作为屏障的报道，但是该方法要求牙本质碎片未被细菌或其产物污染[8]。

含钙材料如氢氧化钙或硫酸钙也被用来作为屏障。将氢氧化钙用蒸馏水调成较稠的糊状放到根尖，用充填器压实形成2~3mm的屏障，然后选择合适的方法进行根管充填即可。硫酸钙常用于屏障技术，通常要压到根管外包围牙根末端。但是硫酸钙的价格要比氢氧化钙贵得多。

近来提倡在开放根管使用 MTA（图 7.20）。MTA 的优点是可以获得很好的封闭，且尖周组织对其耐受性很好。纤维母细胞可以附着其上使牙周膜再生。MTA 放入根管内需要专门的设备（图 7.21）。其缺点是结固时间较长，因此需要等其结固后再次约诊进行根管充填（图 7.22）。

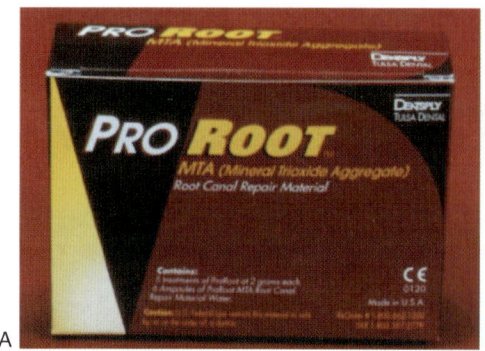
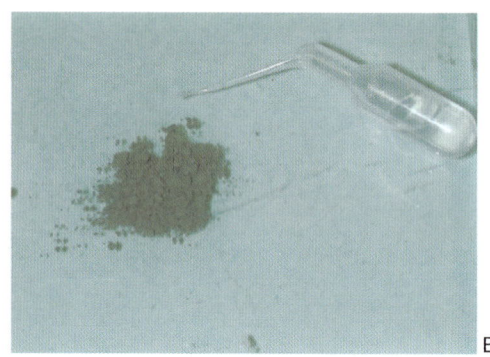

图 7.20　MTA

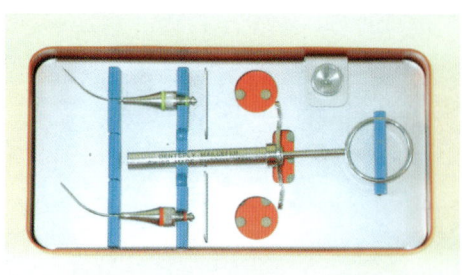

图 7.21　MTA 输送器

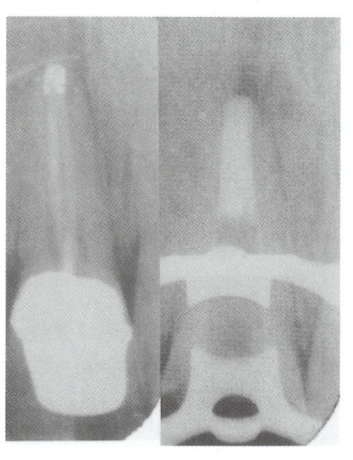

图 7.22　MTA 再治疗病例，患牙以前曾用银汞进行根管倒充填

第 7 章　根管充填

超充填

在根管系统充填的时候,牙胶和根管封闭剂可能被挤出根尖孔进入根尖周组织。随访调查研究发现当根管充填材料超出根管范围时,治疗的成功率会降低[9]。在有固体牙胶被挤出来的地方,会形成胶原纤维囊状包裹,伴有轻微炎症或者无炎症[10],即组织能很好地耐受超填的牙胶。但有研究显示细小的牙胶颗粒可能在根尖周产生显著的炎症反应[11]。充填后特别是在使用热牙胶充填后在根尖会超出少量的水门汀材料(图 7.23)。大量超填的根管充填材料可能给患者带来严重的问题,特别是挤入下牙槽神经管后。水门汀也会从较粗的侧副根管超出,所以使用生物学惰性的封闭剂很重要。

垂直加压充填的支持者认为超充(overfilling)和超出(overextension)不同,后者指根管系统充填不完善同时充填材料超出了根尖孔,充填不完善说明根管系统没有被很好地清理,坏死的牙髓组织、细菌和细菌副产物会使充填失败。而超充指整个根管系统被严密充填,但是在根管范围外有多余的材料,这与超出有本质的区别。

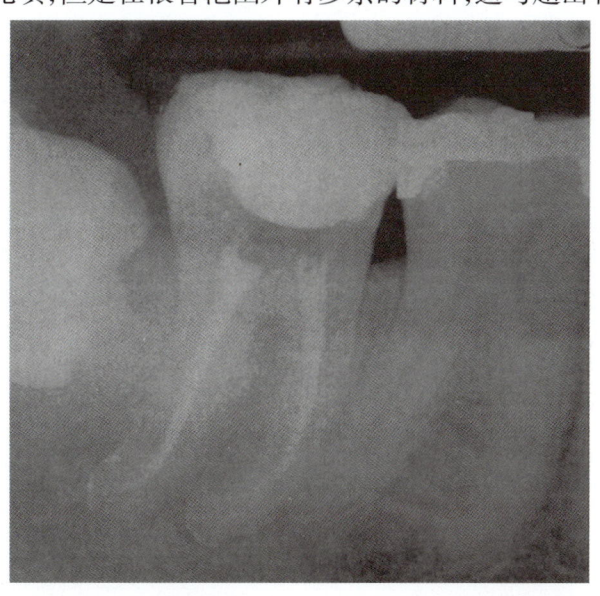

图 7.23　少量的封闭剂超出根尖外很少引起症状

冠部的封闭

因为冠部的渗漏被认为是导致根管充填失败的重要原因[4],所以在完成根管充填后确保在根管充填物上方有足够的冠部封闭显得很重要。临床上各种发现结果之间互相矛盾,有研究显示良好预备并充填的根管冠部的渗漏不会引起失败[12],但是在一个以大部分牙齿根管充填后都伴有临床症状且冠部有渗漏的对象的研究中,可分离到大量的细菌,其中大部分是革兰阳性的兼性厌氧菌[13]。

冠部可以用氧化锌丁香油水门汀垫衬于髓室底进行封闭,或者在髓室底和根管口加放一层有黏结树脂材料或玻璃离子。在桩钉预备的病例中,根尖部的牙胶可以用氧化锌丁香油水门汀封闭(图 7.24);这种封闭很有用,因为临时冠会有渗漏的趋势并且会导致临时黏固失败。需要强调的是,根管的冠部和根部两个方向都要严密封闭,必须避免只侧重于单一方向。

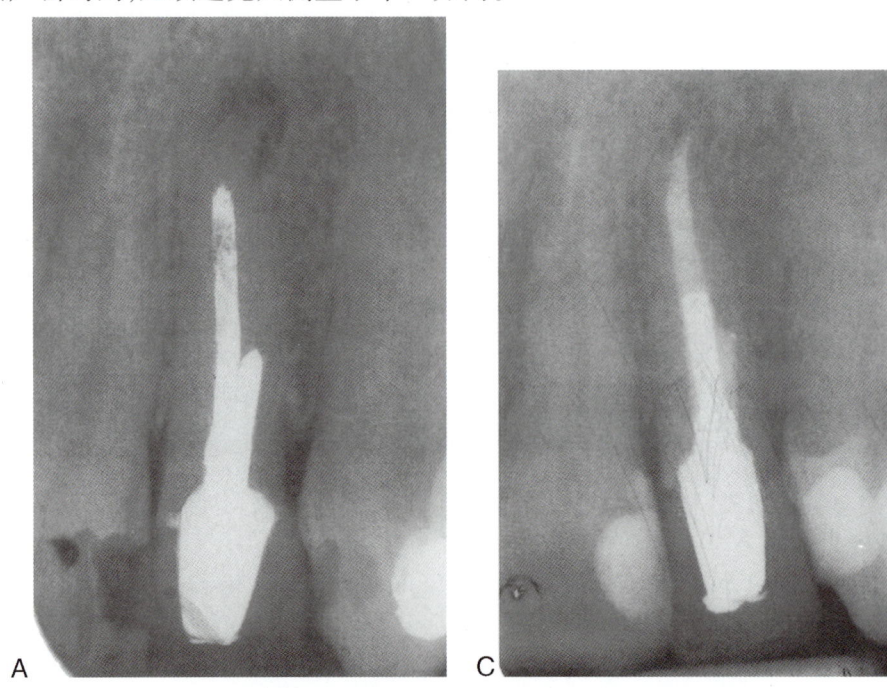

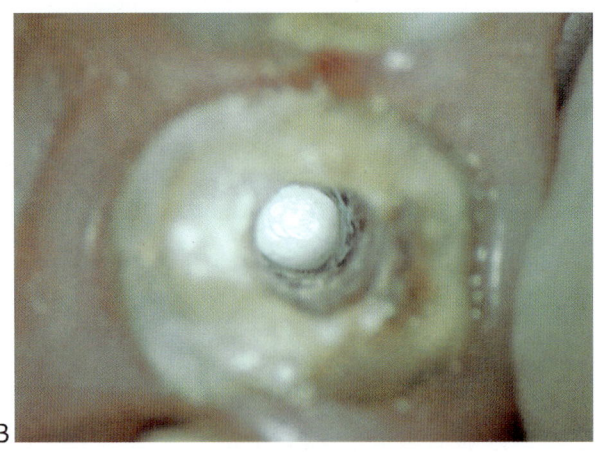

图 7.24 (A)外科手术前观察(银汞被用做根充材料);(C)重新治疗后回访的 X 线片;(B)氧化锌丁香油水门汀封闭根尖牙胶

其余部位的封闭

本文的目的不是讨论牙髓治疗后患牙的修复,但许多方面对于保持冠部的封闭都很重要。根管治疗针对的是大量不同程度的缺损的牙齿,如果牙冠全部或者大部分缺失,长久修复和冠部封闭的预期效果不佳。

成功的修复和封闭依靠足够的抗力型和固位型,这包括冠修复前最初的剩余牙体组织的加强和替换。修复最终的目的是以满足美学要求的修复体恢复牙齿的生理功能。理想状态下,修复体应该环绕剩余的冠部牙体结构,制造出一种金属环箍的效果。

在磨牙,可以不用桩钉,而是用银汞合金堆核(图7.25),或者先用流动树脂封闭髓底,然后用树脂加强的玻璃离子比如FujiIX或者后牙树脂堆核。银汞合金核的制备需要去除根管口2~3mm牙胶,与髓腔一起形成固位型,用于堆核。在前牙,假设有足够的牙齿结构支持贴面,可以不借助于桩核进行修复。但根充后的牙齿的修复,经常会用到桩。

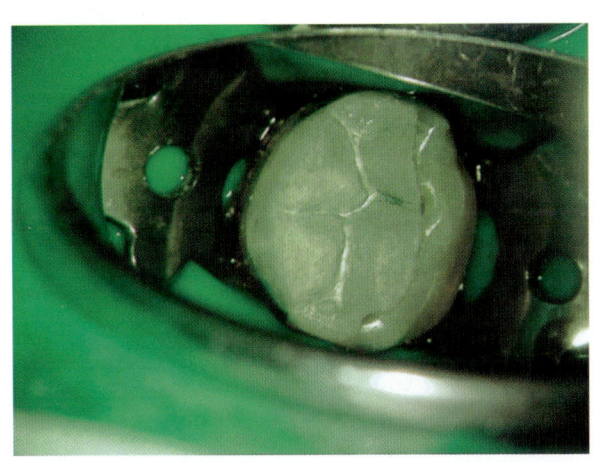

图7.25 银汞核示例

桩的分类

目前的桩有各种各样的材料,与之相配的水门汀有传统的(比如磷酸锌水门汀),还有树脂型的。用桩修复时尽可能保留更多的牙体硬组织,因为它能帮助减小根部的扭转力矩和根折的可能性。不建议使用螺纹桩因为它们会在根部产生附加的应力。现在的观点认为,桩必须被动地适应根管并且只有在必要的时候才使用。传统的桩是用金属制作的,现在能和树脂水门汀一起使用的树脂桩正越来越受欢迎。

桩的选择

桩的选择受到剩余冠部牙本质的量、牙根的形态结构以及内部根管的解剖结构的影响。桩的长度应该与根长的 2/3 接近，理想状态下，桩在牙槽嵴下方和上方的两部分应相等。必须注意在根尖部留下足够的根管充填材料，理想值为 5mm，在短的根管可以减少到 3.5mm。桩的长度最终要取决于牙根可用的长度，预期的咬合力以及牙槽骨的支持程度。

桩的直径和锥度

桩的直径理想上不应该超过经最佳成型和清洗的根管的直径。粗的桩不意味着就有更好的固位，桩的长度才是更重要的影响因素。

在桩的锥度上存在争议的观点。有锥度的桩更适应牙根解剖，平行的桩固位力更强。所有的病例都应该单独评估，要充分考虑牙根形态和根管解剖结构。同时还要考虑根管弯曲度，特别是在根尖 1/3，另外要时刻牢记越接近根尖部根管就越狭窄，容许犯错误的空间就越小。

一旦合适的核（有桩或者无桩）被堆起，冠部的预备就可以确定了。注意为冠部牙本质提供至少 2mm 宽的金属环箍空间以防牙齿结构的折断（图 7.26）。

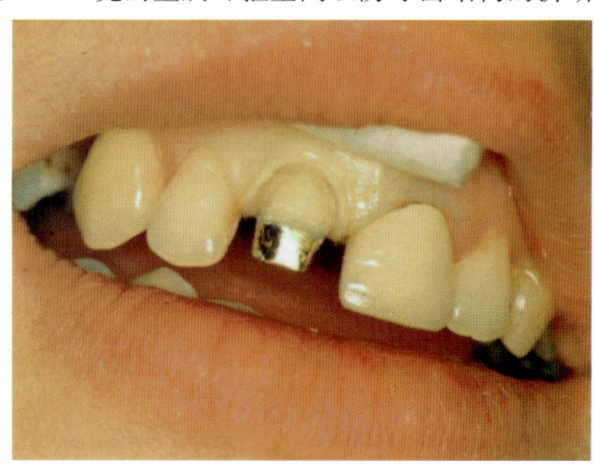

图 7.26 前牙冠部牙本质和金属核修复

参考文献

1. Saleh IM, Ruyter IE, Haapasalo M, orstavik D. Survival of Enterococcus faecalis in infected dentinal tubules after root canal filling with different root canal sealers in vitro. Int Endod J. 2004;37(3):193 – 8.

2. Zmener O, Pameijer CH. Clinical and radiographic evaluation of a resin – based root canal sealer. Am J Dent. 2004;17(1):19 – 22.

3. Bailey GC, Ng YL, Cunnington SA, Barber P, Gulabivala K, Setchell DJ. Root canal obturation by ultrasonic condensation of gutta-percha. Part II: an in vitro investigation of the quality of obturation. Int Endod J. 2004;37(10):694-8.

4. Saunders WP, Saunders EM. Coronal leakage as a cause of failure in root-canal therapy: a review. Endod Dent Traumatol. 199;10(3):105-8.

5. Allison DA, Weber CR, Walton RE. The influence of the method of canal preparation on the quality of apical and coronal obturation. J Endod. 1979;5(10):298-304.

6. Bowman CJ, Baumgartner JC. Gutta-percha obturation of lateral grooves and depressions. J Endod. 2002;28(3):220-3.

7. Guess GM, Edwards KR, Yang ML, Iqbal MK, Kim S. Analysis of continuous-wave obturation using a single-cone and hybrid technique. J Endod. 2003;29(8):509-12.

8. Holland R, De Souza V, Nery MJ, de Mello W, Bernabé PF, Otoboni Filho JA. Tissue reactions following apical plugging of the root canal with infected dentin chips. A histologic study in dogs' teeth. Oral Surg Oral Med Oral Pathol. 1980;49(4):366-9.

9. Smith CS, Setchell DJ, Harty FJ. Factors influencing the success of conventional root canal therapy——a five-year retrospective study. Int Endod J. 1993;26(6):321-33.

10. Wolfson EM, Seltzer S. Reaction of rat connective tissue to some gutta-percha formulations. J Endod. 1975;1(12):395-402.

11. SjUgren U, Sundqvist G, Nair PN. Tissue reaction to gutta-percha particles of various sizes when implanted subcutaneously in guinea pigs. Eur J Oral Sci. 1995;103(5):313-21.

12. Ricucci D, Bergenholtz G. Bacterial status in root-filled teeth exposed to the oral environment by loss of restoration and fracture or caries——a histobacteriological study of treated cases. Int Endod J. 2003;36(11):787-802.

13. Adib V, Spratt D, Ng YL, Gulabivala K. Cultivable microbial flora associated with persistent periapical disease and coronal leakage after root canal treatment: a preliminary study. Int Endod J. 2004;37(8):542-51.

第8章 根管再治疗

因患者越来越不愿意拔牙,导致了牙科医生需要对更多的根管治疗失败的患者进行根管再治疗。尽管总是强调力学因素会导致根管治疗失败,但实际上生理因素才是根管治疗失败的主要原因,其中最常见的是微生物,因此理解它们在牙髓疾病中的作用是很重要的。

根管治疗失败的原因

导致根管治疗失败的原因概括在表8.1中。常见的根管内因素包括:
- 由于遗漏根管或者工作长度过短导致根管内残留坏死物质;
- 无菌的根管在治疗时被污染;
- 根管治疗后的持续感染;
- 侧副根管内残留的细菌;
- 冠部封闭物脱落导致已经治疗完毕的根管系统再次感染。

导致失败的根管外部的原因包括根尖周的持续感染,根部囊肿和根部纵裂。

其他的原因包括医源性的,特别是在桩道预备时没有考虑牙根的解剖特点,而导致穿孔和根折。

根管治疗失败的症状和体征

包括排脓的窦道,牙髓的疼痛和咬合无力。有些牙齿没有这些症状,只是在偶然的X线拍片时发现问题从而决定根管再治疗。例如,根管治疗后根尖周出现X线透射影或者阴影变大,或者尽管没有根尖病变但根充不完全,因修复需要进行再治疗的患牙。

失败后的治疗

根据失败的病因不同,治疗一般有以下3种方法:根管再治疗,根尖周手术,或者拔除患牙。拔除术一般用于有根折的单根牙、不能修复的牙以及预后不佳的牙周病患牙。对多根牙而言,可以对折断的或者有牙周病的牙根行截根术,有严重龋坏的牙冠可行冠延长术以便隔离病患部位并进一步修复。

最近根尖周手术的进步使得治疗的效果也有很大改观[1]。然而,根管再治疗还是优先于手术考虑,因为后者可能封闭未经清理的根管,最终会导致微渗漏。

根尖手术的问题还包括缩短牙根长度和丢失牙槽骨,对修复或者牙周产生不利影响。然而,如果必须在牺牲预后和更多花费的基础上才能进入根管的话,最好还是选择根尖手术。

根管再治疗的步骤

当有感染发生的情况下,根管再治疗的目的是为了杀灭以前治疗时留下的或者后来进入根管系统的细菌。能否进行再次根管治疗取决于医生是否能进入根管内,特别是根尖1/3。术前要仔细分析X线片,观察是否使用过桩并确定类型,根管充填材料的类型(糊剂,牙胶,银尖)以及弯曲、穿孔和台阶等问题。根管再治疗的步骤概括在表8.2中。

表8.1 根管治疗失败原因

根管内因素
- 初次根管治疗后根管内仍残留细菌及牙髓坏死产物
- 根管遗漏或未彻底治疗
- 治疗中无菌操作不严格,导致原来无菌的根管被污染
- 治疗后仍有细菌残留
- 冠方封闭不严与再次感染

根管外因素
- 持续的根尖周感染
- 根尖囊肿
- 根裂

医源性
- 桩钉侧穿

表8.2 根管再治疗的步骤

- 冠部入路
- 根尖入路
- 去除以前的根管充填材料
- 疏通阻塞或有台阶的根管,使根管重新通畅
- 根管预备
- 抗微生物处理
- 根管充填和修复

冠部修复体、固位体和充填材料的存在,会增加进入髓腔和根管系统的难度。额外的放大和照明设备在根管再治疗中很有用。头戴的放大镜和照明灯能清楚看到髓腔底和根管口。但是在根中和根尖1/3的根管内进行操作需要显微镜才能看清楚[2]。

冠部入路

在从冠部进入髓腔之前要认真考虑冠部修复体的质量问题。如果冠部的修复体还比较好,应该予以保留,通过修复体打开冠部入路,由于牙冠原有的解剖标志已不复存在,应加倍小心,特别注意钻头的角度。如果修复体有整体桩核存在或者修复体边缘存在渗漏,则需要在根管再治疗前去除。

拆除修复体时应优先用片切或磨除方法而不是用去冠器敲下冠修复体,因后者不容易控制,容易导致不必要的牙体折裂以及一系列的并发症。如果是烤瓷冠,建议一开始使用金刚砂车针,如果是金属冠可以直接使用 transmetal 车针。近来有一种新的器械 Metalift(图 8.1)可以完整取下冠,使用时在修复体𬌗面钻一个小洞,旋入自攻螺纹钉顶住冠内牙本质或者桩核,使黏固剂破裂,将冠抬起。

有时可以从冠内封闭有渗漏的修复体,以期暂时隔绝细菌和避免冲洗溶液渗漏。去除修复体可以保证去除所有的龋坏,可以彻底检查有无牙裂,可以提供更好入路,发现遗漏的根管。如果有广泛的损坏,可以用铜环(图 8.2)或者正畸带环箍住患牙暂时修复,形成有四壁的冠部开口,既方便放置橡皮障,达到无菌要求,又能容纳冲洗溶液。

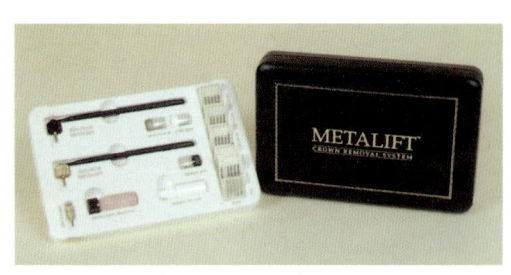

图 8.1 Metalift 系统,在修复体咬合面钻一个小洞后,拧入带有螺纹的螺丝钉抵到牙本质或者桩核上,将冠提升起来,解除水门汀的封闭

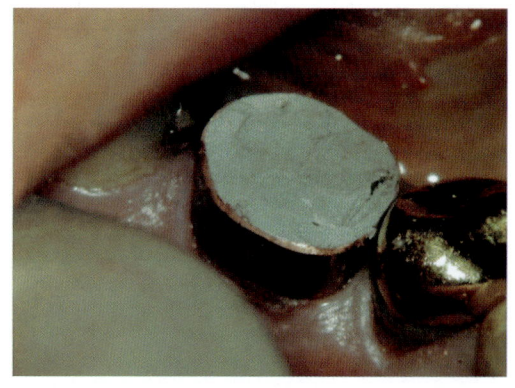

图 8.2 在根管再治疗前利用一个铜环和银汞修复的牙齿,也可用复合树脂、增强型玻璃离子或正畸带环

根管入路:修复材料的去除

一旦通过冠部以后,下一步的重点则是进入根内。核材料可以是牙色材料或

者非牙色材料或是金属铸造材料。最常见的非牙色材料是银汞合金,可以在高速机头上用钨碳钢车针去除外层,然后用长颈的低速车针进入髓腔,当到达髓腔底时,使用超声头(图8.3)可以更安全地清除髓底以及根管口的残余充填物。牙色材料的核更加难以跟牙本质鉴别,所以吹干髓腔底仔细观察以区分牙本质和修复材料显得很重要,同时可以使用根管探针仔细探诊。此阶段应进一步确认窝洞的范围,寻找遗漏的根管并确保根管锉能进入到根管腔内,而不受侧壁阻挡。如有侧壁阻挡,则有可能将微小的银汞合金块捣入根管形成阻塞。

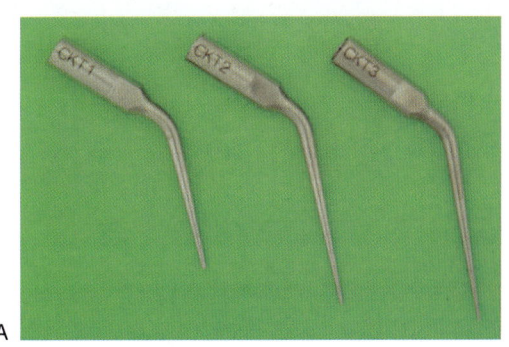
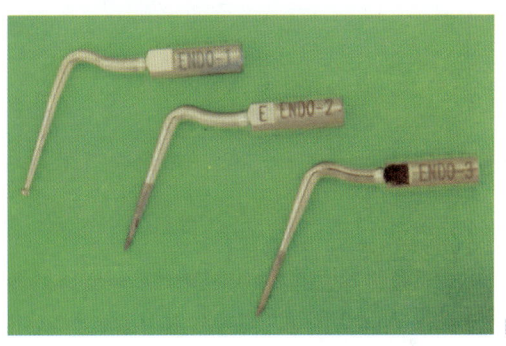
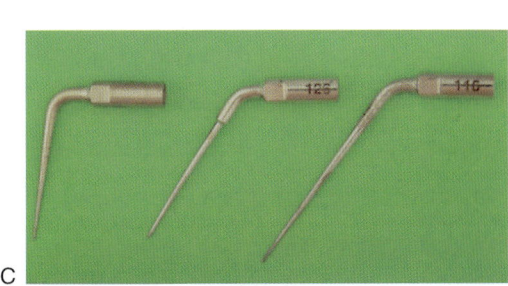
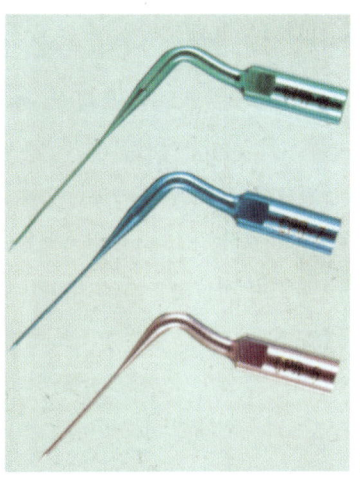

图8.3 用于根管再治疗的超声头;(A.B)大功率的头用于振松深部修复材料;(C.D)小功率的头用于更深的根管

根管入路:桩和核的去除

桩和核可能是整体铸造完成,或者是预成桩和树脂核材料的复合体。如果是后者应将核去除并暴露单独的桩。

如果去除桩时的力量会导致根折则不要尝试去除桩,可以在一开始使用超声震荡以破除水门汀的封闭。震荡应该对着冠部方向,在桩的边缘增隙。如果没有专用的超声工作尖,可以用普通的超声刮治器。超声振动同时会产生大量的热,可能导致局部的骨组织坏死。所以应喷水冷却,中等功率间断使用超声,因为高功率可能会引起根部细小的裂纹。有时超声震荡使桩松动,如果无效,则有必要使用取出桩和核的装置。在前牙可以使用 Ruddle 桩去除系统(图 8.4),包括一系列磨细桩的环钻、卡住桩的套管和拽出桩的钳子。

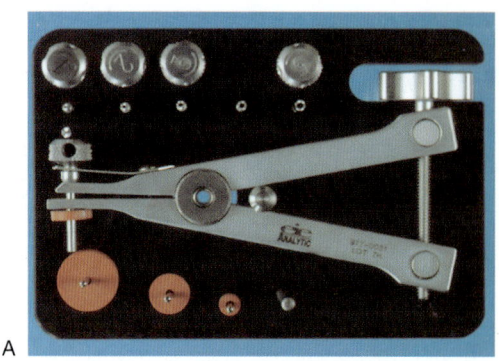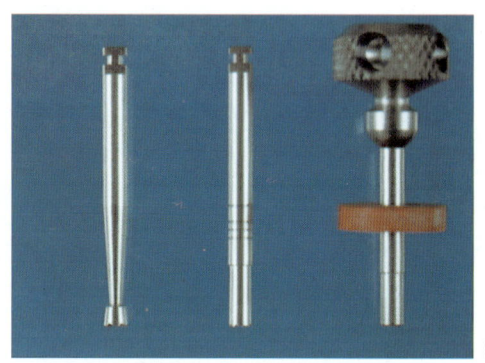

图 8.4 (A)Ruddle 桩去除系统包括提供提升力的钳子;(B)平头钻、环钻、套管

最近的进展使得桩的技术得到改进,特别是用将桩黏固就位的水门汀,替代金属的材料比如复合树脂桩或者纤维桩,其阻射性与牙胶相似。金属桩和树脂水门汀的黏接很牢,很难去除,特别是经过良好设计的金属桩。这种困难在未来将会增加,导致根尖周手术增加。复合树脂或者纤维桩一般比较容易去除,并且通常可以通过使用超声振动或者钻头去除。因此病历中应记载所用桩和水门汀的种类,以便为决定将来的治疗选择提供帮助。

如果桩折断在根管内,会增加治疗的难度,通常这种情况需要用长颈小钻头或者超声工作头(图 8.5)在桩周围环切以去除封闭的水门汀。这时必须小心操作以防止过度削弱根管壁造成牙根折裂以及旁穿。

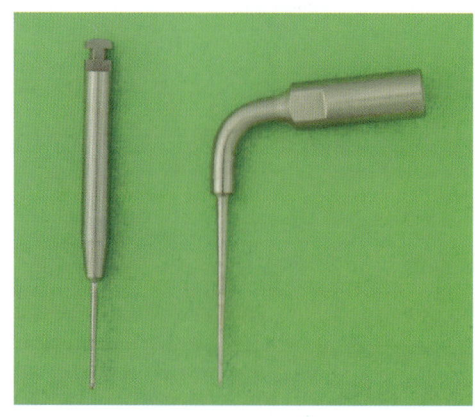

图 8.5 LN 钻和小超声头的尺寸比较

用超声工作头会去除大部分折断的桩,有时也需要借助于其他方法,比如 Masserann 套装(图 8.6)。去除断桩时 Masserann 系统比 Ruddle 更好,因为前者的环钻较薄,能更好地保存牙体组织。使用时先选择大小合适的环钻插入桩周围由超声头创造出来的空间,然后用较小的环钻抓紧和去除折断的部分(此时可用超声头振动环钻)。如果是螺纹桩,使用超声减弱水门汀的封闭后,可以在桩顶端制备沟槽,或者用环钻抓紧,然后反转旋出断桩。如果无效,则要选择一个可以沿着桩的螺纹切割的环钻,这样可以在去除金属时尽量少去除牙本质。某些特殊情况时,可用钻头钻出折断的桩,然而从发展的角度看,由于超声头的设计更加完美以及放大和照明条件的改善,这种方法的应用会越来越少。

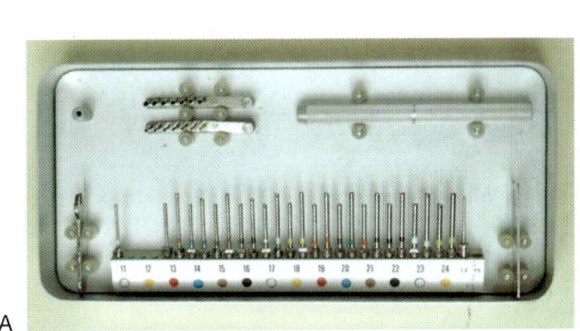
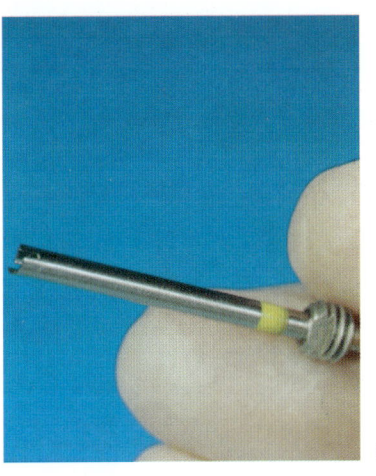

图 8.6 (A)Masserann Kit 系统;(B)Masserann 环钻特写

进入根尖 1/3

进入根尖 1/3 经常受到诸如牙胶、糊剂、银汞合金等根管封闭剂的限制(表 8.3)。在去除根充材料之前应修整牙冠入路,建立到根管的直线通路。

表 8.3 常规封闭材料

·糊剂(软质或硬质)
·牙胶
·银尖(全长或部分)
·有核充填材料

去除根充糊剂

在大量冲洗之后用锋利的手用短锉能轻松穿透软质糊剂,对根管壁上的残留糊剂,用超声锉并大量冲洗,较手用器械效果更好。去除残留糊剂十分重要,因其可堵塞根管,妨碍器械运作等,也影响冲洗剂对牙本质表面的清洁。在手用器械建立平滑的通道之后,可用旋转镍钛器械去除残留糊剂。

硬质糊剂难以去除,经常需要用小的 LN 钻将其磨除或是用超声头将其振碎后取出。这些操作只能够用于根管较直的部位,并有良好的放大和光照的条件下,因为这些器械使用不当会导致偏离根管或是侧穿,具有很高的风险。用 EDTA 或次氯酸钠大量冲洗,并且频繁吹干以保持视野的清晰,这一点在根管深处尤为重要。可以用小号锉尝试穿透糊剂,因为在糊剂充填中往往冠方的糊剂密度较大而根方尤其是根尖部分充填不够完善(图 8.7)。可以用氯仿、Endosolv-E 或 Endosolv-R 等溶剂进行冲洗去除根管内混合物。

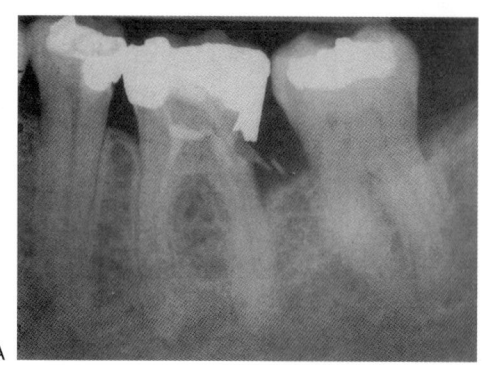
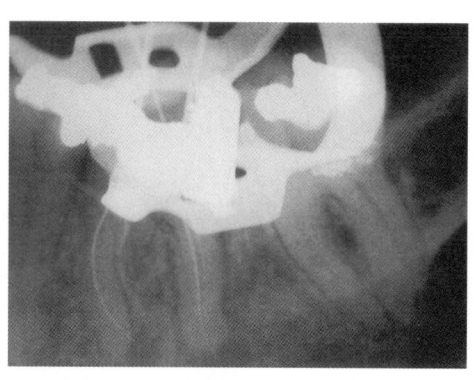
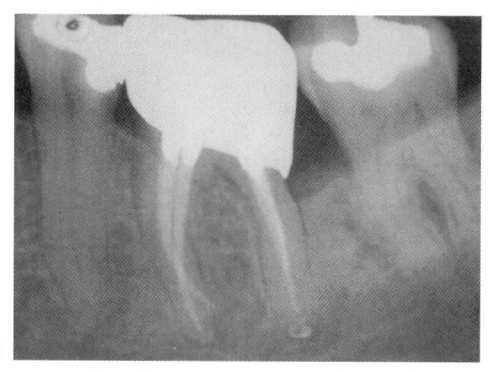

图8.7 根管再治疗时去除残留糊剂(A)一个严重缺损的下颌第一磨牙去除质硬的糊剂前先用铜环与银汞合金修复;(B)术中通过 X 线片显示其中两个根管内仍残留硬质糊剂,随后用 LN 钻与超声头去除之;(C)银汞核冠修复

牙胶的去除

牙胶未经完全侧压的,可以用 1 到两个小号 H 型锉旋转插入牙胶周围或牙胶间隙内,将其整体拉出。要尽量完整取出超填的牙胶尖,因为一旦应用了溶剂,牙胶尖会很难抓住并取出。如果这一步做得不是很成功的话,要考虑分步取出牙胶,首先是冠方的,然后是中间,最后去除根尖部牙胶。

GG钻可以用在冠方较为平直并有合适直径的根管。它的型号较多而且钻尖比较安全,从而减少了穿孔的危险。使用时应当注意理想的转速是1000~1500rpm,速度如果过快钻有可能过度进入根管并造成较大的破坏。在建立光滑的通道后,去除牙胶的其他旋转器械如镍钛器械(Profiles或者Orifice Shapers)可用来移除大根管冠方及接近弯曲部分的牙胶。其转速比根管预备时要高(在直根管超过500rpm,用以软化并取出牙胶),但在接近弯曲或是接近根尖区域应时应当谨慎,须降至300rpm。

在狭窄的根管,可加热软化牙胶,然后用锉和溶剂帮助取出牙胶。在弯曲根管更要用诸如氯仿、松节油等溶剂软化牙胶,既有利于牙胶的机械清除,又能减少根管长轴的偏移。氯仿在溶解牙胶方面非常有效[3,4]。开始只需要一小滴氯仿,软化根管冠方的牙胶,再用锉将牙胶去除,然后重复该步骤直到根管末端。被氯仿软化的牙胶容易黏在根管壁上,可以用吸水纸尖吸走。但是由于氯仿潜在的毒性作用,应尽可能少用。

银尖的去除

银尖在截面上呈圆形,因此很难完全封闭根管。封闭剂被冲洗掉之后即开始渗漏,银尖逐渐腐蚀,从而导致根管充填的失败。如果银尖伸出根管口,在髓腔中能看到银尖,可用Steiglitz钳(图8.8)夹住银尖以冠方的牙齿为支点进行撬动。松动的银尖可以用这种方法轻松取出,比较牢固的银尖则不易取出,需要进一步夹持和更大的拉力,可用超声振动夹住银尖的钳子,以期振松银尖。

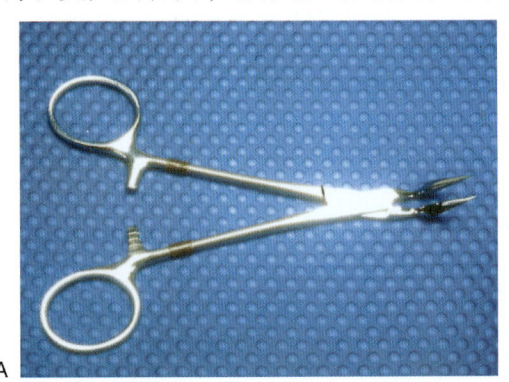
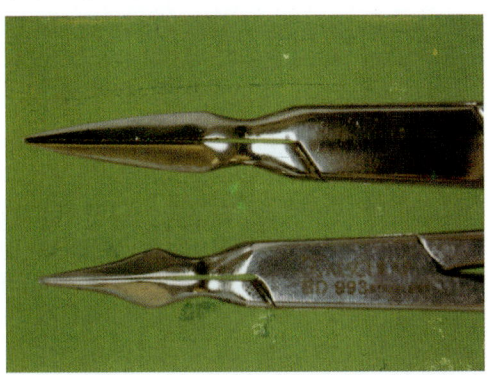

图8.8 Steiglitz钳子(A)在修复车床修正前的钳子;(B修正后的钳子

如果银尖在根管口被切断,很难将其抓住,可用超声头在银尖周围环切出沟槽,应注意不要碰到银尖,因为银尖较超声器械软,一旦碰触将切断银尖。当制备完2mm深的沟槽时,可用多种方法抓住银尖将其一次取出,例如Masserann拔出器(图8.9A)、Ruddle IRS(图8.9B)或是胶/复合树脂(见折断器械的处理)。图8.9(C~E)为银尖再治疗病例。

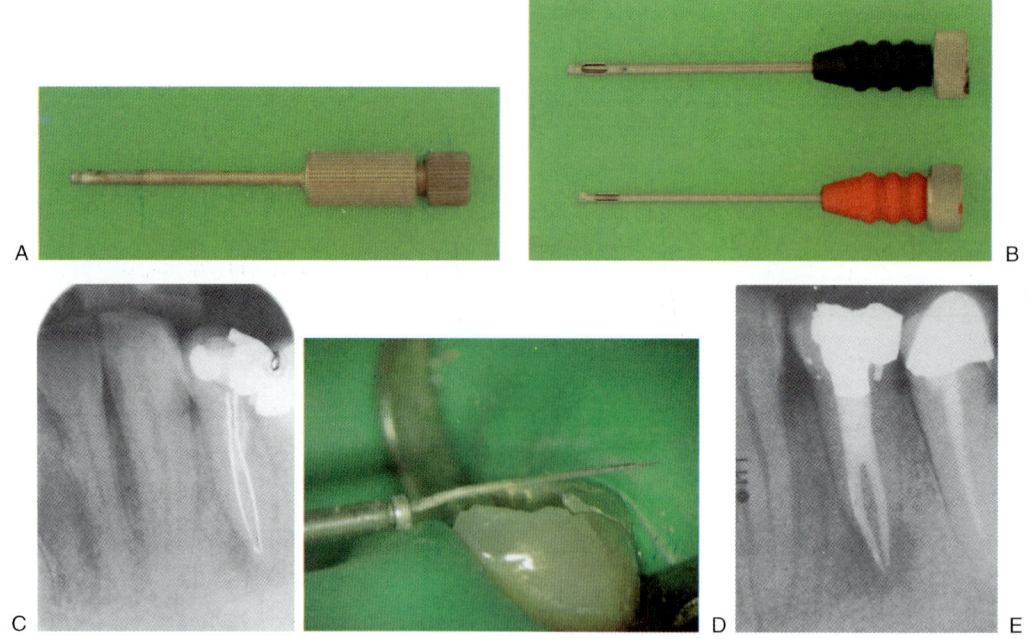

图 8.9　（A）Masserann 拔出器；（B）Ruddle IRS；（C～E）一个银尖再治疗病例,利用 Masserann 拔出器取出

有时银尖在根管深部,可用 15 号超声锉沿着银尖进入增隙,并插入 H 锉,在超声振动下协助取出。

去除有核根充材料

有核充填技术是用一个载体核心及其周围附带的牙胶充填根管,取出时需要联合使用去除牙胶和银尖的技术。在较大的根管,先用溶剂沿核体周围溶解并去除牙胶,暴露载体周围的沟槽,可容旋转镍钛合金锉进入并取出。如果没有成功,可参照去除银尖的方法(图 8.10)。

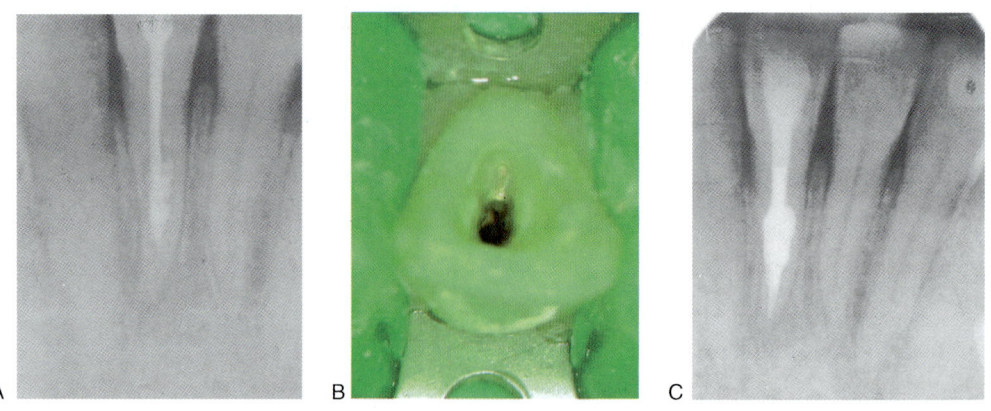

图 8.10　有核充填再治疗病例,先用蘸有溶剂的锉建立旁路,再用机用镍钛锉去牙胶,最后用 Steiglitz 钳取出塑料芯(A)术前 X 线片；(B)X 线片示去除舌侧根管内载体；(C)术后 X 线片

断裂器械的处理

根管预备过程中可发生器械断裂,这不是操作失误,但若不向患者讲明器械断裂的可能性这就是失误了。最大限度的减少器械断裂的方法如表8.4。

表8.4 减少器械分离的注意事项

将锉作为一次性物品对待,在治疗过程中丢弃已损坏的器械
- 不要对器械施力
- 按正确顺序使用器械,根据需要调整型号和锥度
- 不锈钢器械的顺时针旋转不要超过90度
- 使用机用镍钛器械前用20号手用锉建立顺畅的根管通路
- 用镍钛器械时注意特定的根管解剖结构,如根管融合、分叉或是分歧
- 根管预备时确保直线进入,以减少施加于器械上的压力

暂停操作并评估

一旦出现器械断裂应立即停止操作并评估情况,因为断裂的器械本身不会直接造成治疗失败,反而是间接因素诸如对根管清理和消毒的影响有可能造成失败。若器械断裂发生在根管完全清理后且位置接近根尖,则应将器械断端留在根管内而不是冒着穿孔或是损伤更多牙齿结构的风险将其取出。器械断裂对治疗影响的评估也应该恰如其分。例如在无感染的根管,根管预备的后期发生断裂,对治疗就几乎没有什么影响。另一方面,若断裂发生在有菌根管预备的早期,妨碍了根管清理,对治疗结果就有很大影响了。

表8.5 评估断裂的主要因素

- 断裂发生在根管预备的开始还是结尾
- 不同角度的 X 线片
- 断端长度和宽度
- 金属的种类:不锈钢的或是镍钛的
- 断端的位置:根管的冠方、中部、根尖 1/3
- 根管的横断面形态:圆形或是椭圆形
- 根管有无弯曲,断端是否在弯曲部分
- 是否有根尖周炎

对发生器械断裂的根管的评估应当谨慎,应包括多角度影像学诊断(表8.5),

主要信息如下：

- 器械残端的长度、宽度以及是不锈钢锉还是镍钛器械——镍钛合金较不锈钢器械脆，在与超声器械接触时易折断；
- 器械残留位置：根管的冠方、中部、根尖1/3；
- 根管的横截面形态－圆形或是椭圆形；
- 根管有无弯曲，断端是否在弯曲部分；
- 从临床症状以及影像学判断是否有根尖周炎。

考虑以上因素会影响到治疗方法的选择：继续治疗、手术还是临床观察。通常断端在根管较直部分并且容易通过时选择继续治疗。若在接近根尖或是在弯曲处，那么应该慎重，因为移动断端可能造成根尖穿孔，在这种情况下应考虑手术。

去除断裂器械的步骤

首先使用 G 钻或改良型 G 钻（图 8.11）获得通往根尖的直线通路，并确保获得良好的视野。这些器械产生的碎屑需用大量的次氯酸钠、酒精或者是 EDTA 冲洗来保证视野清晰以观察断端的位置。移动断端之前，首先要建立旁路。断裂的器械会将器械方向引到侧方，有穿孔的危险，因此注意不要向器械加力。在根尖部 1/3，根管横截面为圆形，建立旁路很难。如果可以建立旁路，应继续完成根管的清理与成型。通常在此过程中可取出折断器械，尤其是在断端附近放置小号超声锉，并同时加以合适的振动和冲洗，可将器械冲出。如果器械没有取出，那么应进行根管成型后冲洗并充填，使残留器械成为根管充填的一部分，一般情况下不会影响治疗效果[5]。

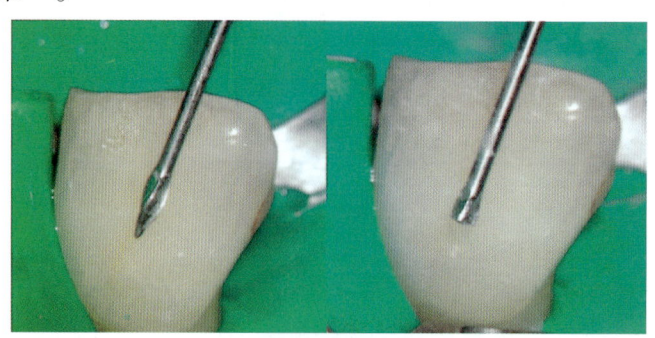

图 8.11 （左）未改良型 G 钻，（右）改良型 G 钻

对于位置较深的折断器械，则需以手术显微镜来获得良好视野。开始用小号超声锉低功率清理残端周围，在断面周围用逆时针方向扩大空间。侧面空间达到 2mm 深后再对残端器械进行侧向振动，这时断端有可能松动。位置较浅的折断器械则可用 Masserann 钳拔出或是 Ruddle IRS 取出，方法类似于银尖的去除（图 8.12）。另外的方法有在穿刺针头内（图 8.13）放置化学固化的复合树脂或少量强力

胶,并将此针放在断端器械表面,可用几滴单体加速强力胶固化,复合树脂则要静置5分钟,一旦固化,可逆时针旋转针头将断端器械取出(图8.14)。

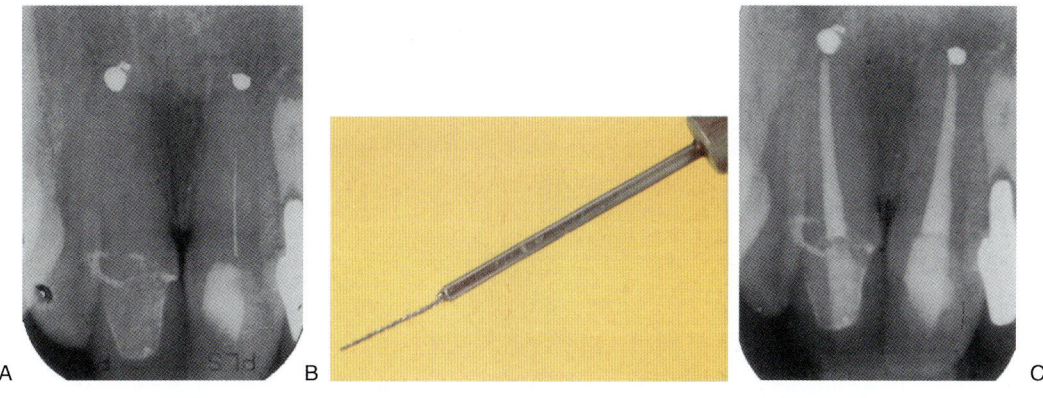

图8.12 (A)分离器械位置表浅;(B)利用 Masserann 拔出;(C)根管充填后

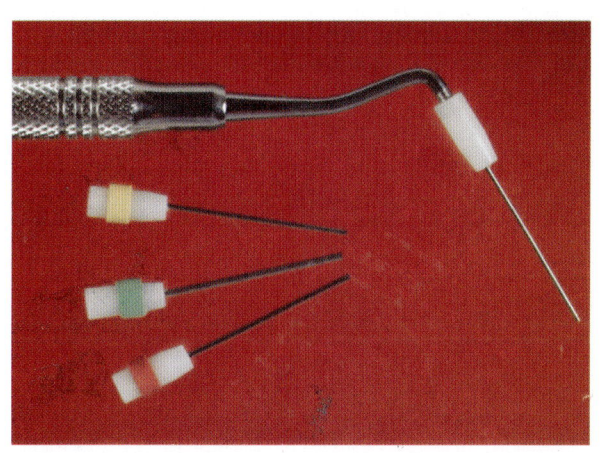

图8.13 穿刺针可与强力胶联合应用去除分离器械

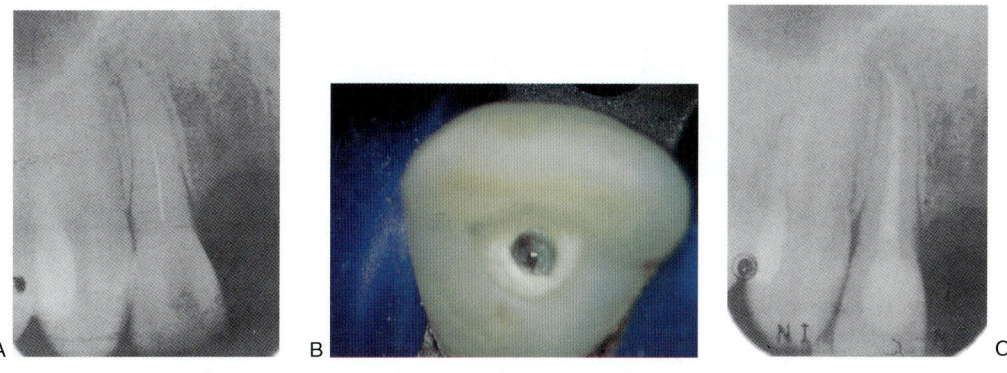

图8.14 (A)分离器械;(B)先用超声头在分离器械末端增隙,再用自凝树脂管将其黏住;(C)根管清理、成型和充填后的X线片

根管越深,可见度越低,若是断端完全处于弯曲处,就可能完全看不到。可借助低功率超声锉去除牙本质并振松器械,这将避免我们过多去除牙本质,有助于使轻微嵌入弯曲根管的器械松脱。残端器械的取出很复杂,主要是器械断端会顶在对侧根管壁,折断器械越长越明显。这时应留出足够的的侧面空间以便于断端移出。对于镍钛折断器械,由于其弹性,这种问题更为明显,随着器械从弯曲处伸直,更容易顶在对侧壁,妨碍其他器械进入。这时可用预弯曲的小号不锈钢器械将断端挑出,但不一定会成功。

重新扩通根管

通常在去除根管充填材料或是折断器械之后,会有堵塞或台阶的形成,妨碍进一步深入根管和彻底清理根管。因此首先要改善冠部与根部通路,扩大空间,方便用 EDTA 或是次氯酸钠大量冲洗,放置润滑剂以及放入根尖几 mm 预弯曲(图 8.15)的根管锉。将预弯曲的锉尖朝向根管弯曲的方向试探,直到感觉锉尖有咬住的感觉,如没有被咬住的感觉,将锉取出重新预弯曲或者换一根新锉,反复此步骤。清除堵塞和台阶会损坏很多小号锉。一旦锉有咬住的感觉,小幅度来回拉锉使根管平滑,再向根尖前进。同时可轻轻顺时针旋转,如此直到根尖,扩到 20 号,再用预弯曲的手用 06 号(白色)或是 08 号(黄色)GT 钻反向平衡力法使根管平滑,详见第 5 章。

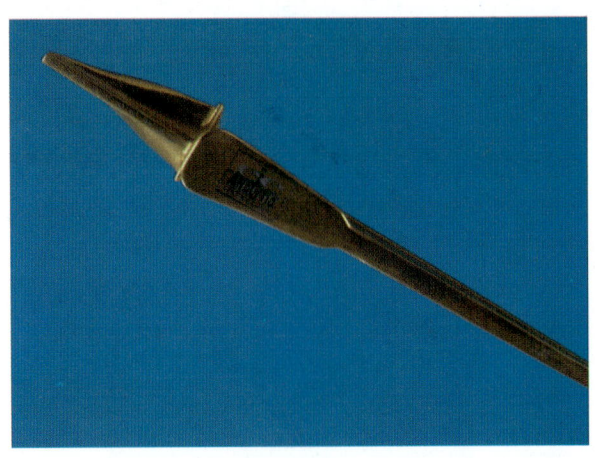

图 8.15 Buchanan 弯锉器,用于将锉的末端弯曲,以便疏通有台阶的根管

穿孔

根管治疗过程中可能会穿孔。在多根牙的髓底处以及有冠保护的前牙唇侧穿孔最为常见(图 8.16A,B 与图 8.17A,B),尤其是因牙髓炎性出血使视野受限或

是根管钙化时。修复穿孔有若干材料可以选择,MTA 因其耐湿性和封闭能力较好而更受欢迎,但这种材料需要两步完成,所以有时仍然应用一步完成的材料。

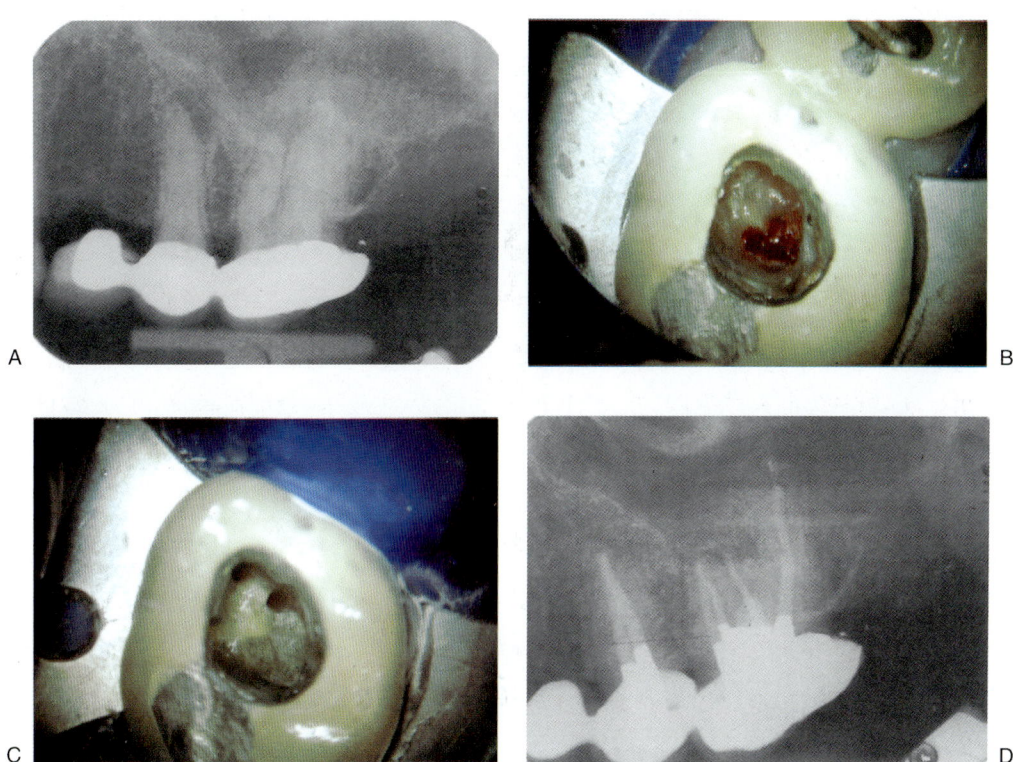

图 8.16 利用灰色 MTA 修复根分叉穿通的病例(A)术前 X 线片;(B)穿孔位置;(C)MTA 修复穿孔;(D)术后 X 线片这个病例中没有使用任何屏障,即使根分叉处有 MTA 超出,但无任何影响

处理穿孔时第一步应当应用根尖定位仪和纸尖确定长度,小心冲洗此区域,然后修复穿孔。MTA 调成硬糊状,用塑料器械或专用输送器放置于穿孔处,用垂直加压器压紧。将少许湿棉放在 MTA 上,将开髓孔封闭,并预约复诊。复诊时用探针探触其表面确认 MTA 已经结固,然后完成根充(图 8.16C,D)。如果患者希望一次完成全部治疗,在保证隔湿前提下,用硫酸钙类(Calasept)放置在根尖组织直到牙根边缘形成屏障,然后用玻璃离子或 Super EBA 修补穿孔(图 8.17C,D)。

对穿孔组织的修复成功与穿孔时间、感染程度、穿孔大小以及是否累及龈缘有关。穿孔应当尽快封闭,穿孔越小越容易处理。穿孔越接近牙颈部越易伴随牙周损伤,而且根尖 1/3 的穿孔最好手术处理,因为重新疏通并充填穿孔下方的几毫米根管几乎不可能。

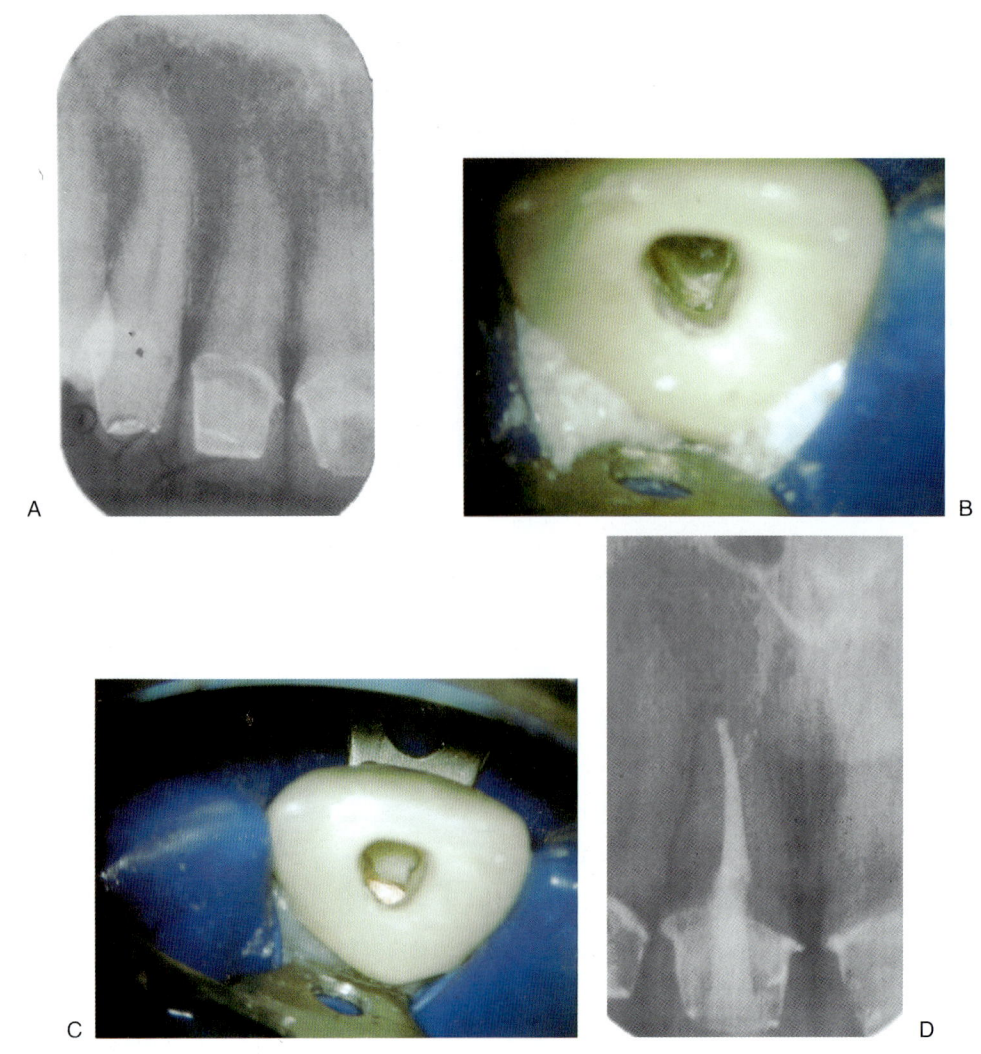

图 8.17 唇侧穿孔(A)术前 X 线片;(B)唇侧穿孔;(C)放入屏障后用玻璃离子修复;(D)术后 X 线片

抗菌处理

对于患有根尖周炎症的牙齿来说,由于感染以及病损大小这些因素的存在,使得再治疗往往比初次治疗预后更差。临床控制再治疗病人的感染有以下几个因素:

·根管隐窝内的细菌会被残余的根管充填材料保护,抗生素无法作用到细菌所在的位置。

·台阶、根尖偏移、根管破坏使根管难以彻底预备和充填。

如这章前部分所述,再治疗的目的是重新建立进入根管的通路并处理根管内感染,感染根管内的菌群是可变化的[6]。如果根管的大部分都未曾预备,其感染常是混合感染，与牙髓坏死的感染类似，其处理方法为常规处理如根管清理，消毒，封氢氧化钙等。如果根管在以前治疗时曾经预备过，其中的菌群会有不同，大部分只有几种细菌存在。常见的细菌是粪肠球菌[7]，这种细菌耐受性强，难以消除。因此在这种病例根管预备完成并清理完玷污层后可用5%碘-碘化钾液（IKI）浸泡10分钟，也可将其加入氢氧化钙中作为诊间封药帮助消毒[8]。因碘化钾可引起过敏反应，替代的方法是在氢氧化钙中加入单氯苯酚和甘油作为诊间封药[9]。

通过谨慎小心的操作，根管再治疗的成功率可达94%~98%[10]。若根尖周出现病理改变，则治疗成功率降至62%~78%[11,12]。再治疗本身会带来一些问题：穿孔、器械断裂、根管系统的不完全清理、消毒、充填。因此对患者治疗前就告知其这些因素是十分重要的。

参考文献

1. Rubinstein RA, Kim S. Long-term follow-up of cases considered healed one year after apical microsurgery. J Endod. 2002;28(5):378-83.

2. Carr GB. Microscopes in endodontics. J Calif Dent Assoc. 1992;20(11):55-61.

3. Ruddle CJ. Nonsurgical endodontic retreatment. J Calif Dent Assoc. 1997;25(11):769-75, 777, 779-86

4. McDonald MN, Vire DE. Chloroform in the endodontic operatory. J Endod. 1992;18(6):301-3.

5. Fors UG, Berg JO. Endodontic treatment of root canals obstructed by foreign objects. Int Endod J. 1986;19(1):2-10.

6. Sundqvist G, Figdor D, Persson S, Sj? gren U. Microbiologic analysis of teeth with failed endodontic treatment and the outcome of conservative re-treatment. Oral Surg Oral Med Oral Pathol Oral Radiol Endod. 1998;85(1):86-93.

7. Engstrom B. The significance of enterococci in root canal treatment. Odontol Revy 1964;15:87-106

8. Kvist T, Molander A, Dahlén G, Reit C. Microbiological evaluation of one-and two-visit endodontic treatment of teeth with apical periodontitis: a randomized, clinical trial. J Endod. 2004;30(8):572-6.

9. Siqueira JF Jr. Endodontic infections: concepts, paradigms, and perspectives. Oral Surg Oral Med Oral Pathol Oral Radiol Endod. 2002;94(3):281-93.

10. Bergenholtz G, Lekholm U, Milthon R, Heden G, Odesj? B, Engstr? m B. Retreatment of endodontic fillings. Scand J Dent Res. 1979;87(3):217-24.

11. Sjogren U, Hagglund B, Sundqvist G, Wing K. Factors affecting the long-term results of endodontic treatment. J Endod. 1990;16(10):498-504.

第9章 根管外科

最近几年根管外科有了巨大的发展,随着人们对于根管治疗的生物学原理理解的加深,显微外科技术的应用和新材料的发展使根管外科发生了巨大的革命。一直以来由于对其理解上的不足及其较低的成功率,口腔医生总是抱有一种怀疑态度。以往在初始治疗失败之后显微外科技术才被人们想起。传统的根管外科有许多限制因素,Carr 和 Bentkover 提出了其中最主要的五点问题[1]。

- 对没有彻底的清创和封闭的根管系统进行外科手术;
- 不能将根完整的切除;
- 不能探查到额外的根管;
- 易形成较大的斜面;
- 不能按照牙根长轴进行倒预备。

现在由于先进医疗器械的使用,根管外科治疗已成为一种精确的、可控性良好的治疗方式。显微镜和显微外科技术的应用使治疗效果明显提高。Rubinsteim 和 Kim 报道[2]临床和 X 线影像学的 1 年成功率达 96.8%,5 到 7 年的成功率达 91.5%。

显微外科使人们对于根尖和根管的解剖更容易辨别。这就使得更小的去骨术和更小角度的截根术能够完成。通过显微镜和高度专业的设备,能够创造一个精确的和可控的手术环境。传统的那种盲目的、依靠猜测的根管外科已经不存在了(表 9-1)。

表 9.1 传统外科技术与显微外科技术比较

步骤	传统外科	显微外科
探查根尖	困难	精确
截骨	大(10mm)	小(<5mm)
根面观察	没有	通常
角度	大(45°)	小 <10°
峡部辨别	基本不可能	容易
根尖倒预备	大约的	精确
根尖倒充填	不精确	精确

根据 Kim 等[3]

紧急手术——切开和引流

当急性感染的时候应该进行引流,而不仅是依赖抗生素。引流可以通过不同的方法进行,通常是借助根管而进行。如果这样不能成功就要考虑切开脓肿波动处。切开的目的是引流除组织内的脓液和渗出物(图9.1)。麻醉的选择要谨慎。包括以下几个要点:

1. 在感染部位之外进行神经阻滞麻醉;
2. 在肿胀的周围使用浸润麻醉,而不是肿胀内部;
3. 在切开的部位喷氯乙烷。

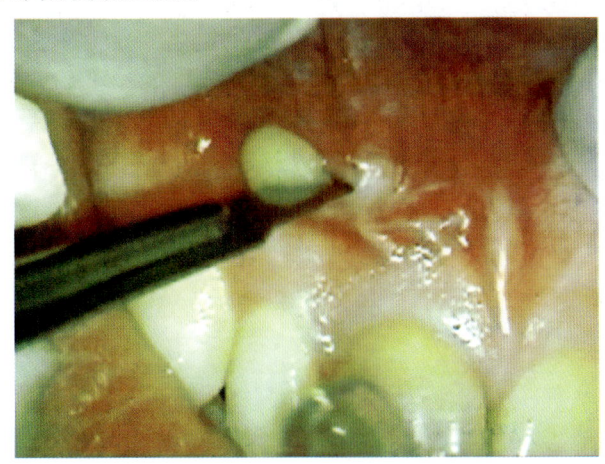

图 9.1　脓肿波动处切开引流

如果对于肿物的性质有怀疑或者需要采样进行微生物学检测,可以考虑使用粗针头,在切开之前抽取病损样本。切开时要快速、熟练,在肿物波动最明显的部位进行。用刀尖刺入黏膜和黏膜下层,之后随着上提的动作将切口扩大,不要施压,这样可以防止对肿物基底的刺激和感染的扩散。

根尖周手术

近来根周手术比以往进行得少了,但是这有可能随着"非金属桩"应用的增加而改变,因其失败时去除非常困难。根周手术包括根尖切除术、根管倒充填、医源性失误的处理、根折与牙根吸收的处理、半切术、截牙根术、牙再植和移植。在分类上不应该将根尖周外科和根尖外科完全区分开,因为根周外科包括所有牙根外表面的手术。

尽管根尖周手术适应证很广泛,但传统的根管治疗术还是更被推荐[4],即便以后的某些时候仍然可能必需手术。根管治疗可降低根管系统内的细菌数量,因此在根管治疗后进行手术的话成功的概率可能会更高一些。

最常见的根周手术的适应证是,根管系统经良好的预备和充填后根尖周持续存在感染,而所有的常规方法无效。还有些由于医源性的失误,例如超填、根管旁穿以及根管内器械的折断(图 9.2 与 9.3),必需进行手术。另外,很弯曲的根管有时用传统的方法不能完全清理和充填,可以考虑手术治疗。对于即使通过彻底的评估和直视检查根面都不能得出明确的诊断的,可以考虑活检。还有时患者不希望破坏昂贵的冠和桥,因此不能进行常规根管治疗,只能做手术。常见的根周手术的适应证见表9.2。

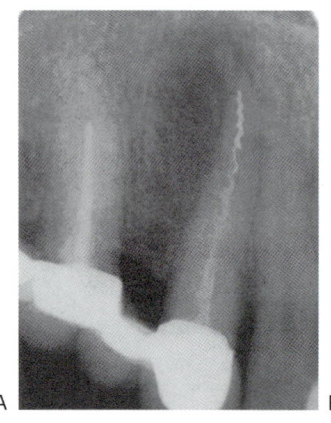 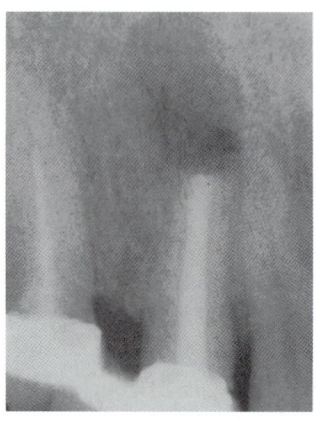 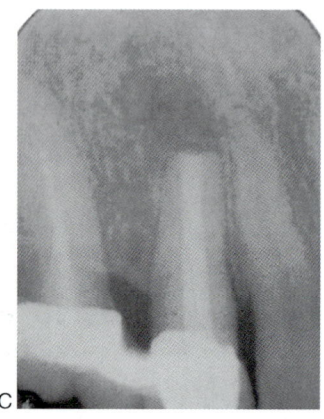

图9.2 (A)术前影像学检查显示右上3根尖内残留器械;(B)尝试从根管取出分离器械失败后,根尖外科将根尖切除并用MTA充填,照片为术后即刻影像检查;(C)术后6个月

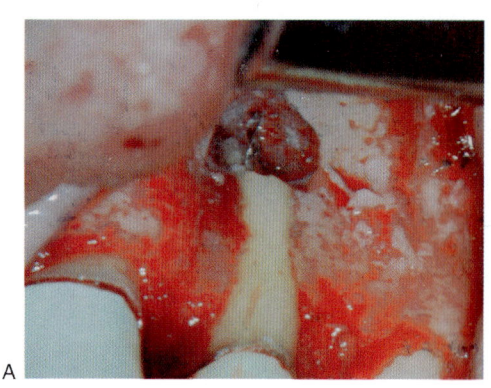 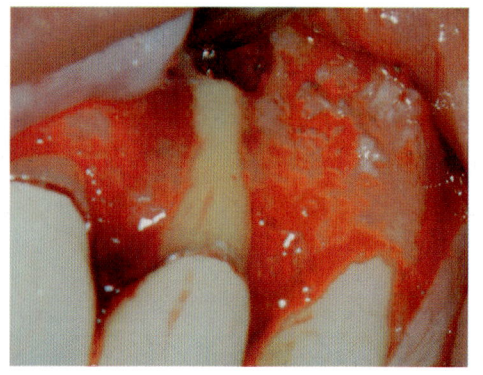

图9.3 (A)左上颌侧切牙根管内根管锉;(B)针持去除残留器械(G Baterman 提供)

表9.2 根尖周手术的适应证

- 常规根管治疗后根尖的顽固感染
- 医源性错误
- 复杂的根尖解剖
- 探查手术
- 不愿拆除修复体

术前评估

在进行手术之前进行彻底的评估是非常重要的。通常要了解患者的患病史，特别是一些与患者术中止血以及术后愈合相关的情况。良好的止血对于保持术野清晰和隔湿是非常重要的。严重的糖尿病、中性粒细胞缺乏症和白血病是手术禁忌证。对任何有系统病史的患者的治疗策略应该个性化并与专业的医疗保健相协调。

病人对可能的治疗程序的配合程度与适应能力必须在初始的评价中予以确定。如果病人精神紧张，这时候就要辅助以镇定治疗。局部因素包括根周组织是否容易到达（特别是口腔组织的弹性）、牙槽窝的深度、肌肉附着的位置、牙齿的角度以及骨质的厚度（图9.4）。根尖与周围的一些邻接的结构例如上颌窦、颏孔以及下颌管等的位置关系可通过不同角度的X线片进行确定，通过X线片还可同时了解病人解剖上的一些特点，例如根的曲度、与邻根之间的距离、额外的根管以及牙槽骨的厚度和密度。特别要注意病变的具体位置，例如，是位于根尖还是在根的侧方（图9.5）。如果病变位于侧方，那就需要根管再治疗，除非病变部分也需要行切除术。同时，侧方病损通常暗示根管侧穿或者根裂，因此这样的病例要尤其注意。详细的牙周评价是非常重要的，记录探诊深度、移动度和可能的牙周与根管的交通。特别要注意冠根的比例以及剩下的牙周附着水平，因为牙根长度的减少会降低牙周的支持。

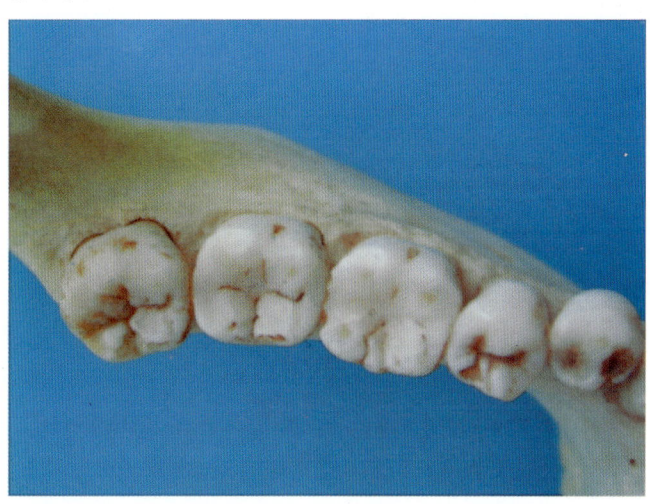

图9.4 左下颌后牙皮质骨厚度，注意第二磨牙与第二前磨牙根尖区骨质厚度的不同

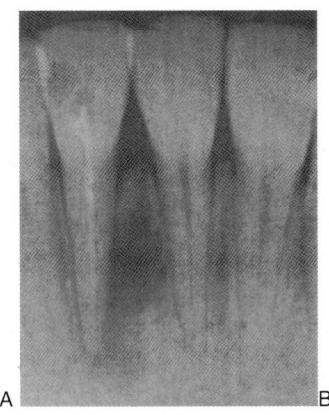 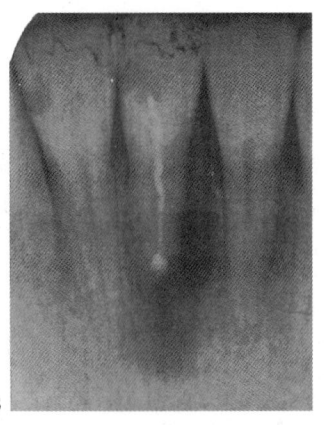 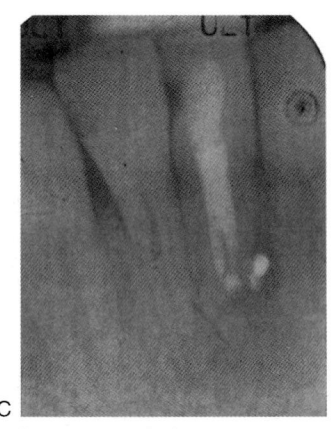

图9.5 （A）下颌切牙影像学检查发现存在大的根侧方病变；（B）根尖手术未能注意根管的解剖变异因而失败；（C）根管再治疗发现双根管及一个大的侧支根管，愈合正在进行但还未完成

经过正确的评价，并且决定实行根周手术后，病人可以进行术前准备。手术包括几个步骤：

1. 局部麻醉和止血预备；
2. 设计、翻开和牵引皮瓣；
3. 去骨；
4. 识别牙根末端；
5. 根尖周刮治；
6. 根尖切除；
7. 根尖倒预备和倒充填；
8. 最后的清创和关闭切口。

为了更有效地利用时间，这个过程可以分为三个阶段（表9.3）。

表9.3

第一阶段	局部麻醉	皮瓣设计	切开	牵拉
第二阶段	截骨	刮治	骨腔处理	根尖处理
第三阶段	X线片	皮瓣复位	缝合	术后医嘱

在手术之前的24小时内，病人应用洗必泰进行两次口腔消毒，这样可以降低口腔内的细菌数量，降低术后感染的危险[5]。在无禁忌证的情况下，病人进行局麻之前使用合适的止痛药，如扑热息痛或布洛芬，这样可以降低术后的疼痛和不适感。

局部麻醉

在局麻注射的部位涂抹表面麻药膏例如苯佐卡因1至2分钟,然后在牙根尖周围局部多方位浸润麻醉,推荐2%盐酸利多卡因肾上腺素注射液。1∶80 000浓度的肾上腺素通常用于局麻。而1∶5 000的浓度通常用于手术区的周围,这样有助于止血。Buckley等人证实[5],在两侧的后牙区域牙周手术中,使用1∶100 000浓度的肾上腺素的失血量是1∶50 000浓度的两倍。

在使用麻药后要等上10到15分钟再做切口,这样有利于麻药充分的扩散。当皮瓣被翻起来后再考虑提高麻醉效果或者止血就非常困难了。一定要保证不要使麻醉药物沉积到骨骼肌上面,因为肾上腺素能够激活肾上腺素能β2受体,导致血管扩张,这样会使血液丢失增多,手术野也不清晰。麻药的应用要确保它能够均匀广泛分散,布满整个手术区。注射时要缓慢(1~2ml/min)。因为快速的注射会使麻药聚集,导致麻药扩散到邻近组织缓慢而局限。

在使用血管收缩药物后,如果手术时间过长,通常会导致反应性的充血或反弹现象。当局部的药物浓度不足以产生血管收缩效应后,被限制的血流会迅速增加,明显高于正常水平(图9.6)。这是由于局部组织由于长时间的血管收缩导致的缺氧和酸中毒激活了β受体所造成的。一旦这种情况发生,可以紧压皮瓣2到3分钟降低血流量,并使用冰块降低局部的温度和血流。

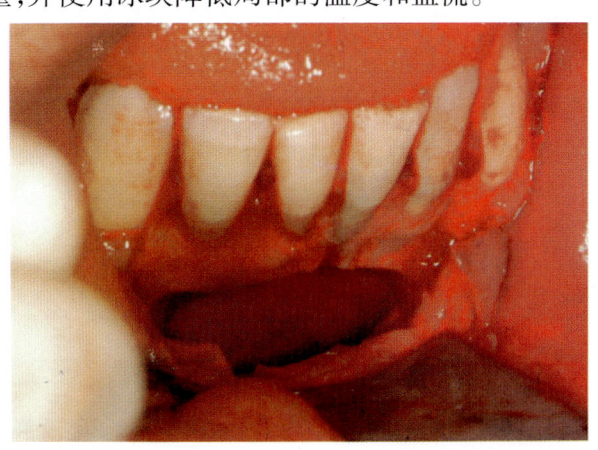

图9.6 下颌前牙区根尖囊肿长时间手术后的反应性出血

皮瓣设计、翻开和牵拉

皮瓣设计

避免软组织的损伤在手术中是非常重要的,这样能够降低术后的并发症并且保持软组织的美观。皮瓣的设计应该是在切开之前。根管外科皮瓣通常是由黏骨膜构成的。根据皮瓣的形状和切口位置与龈缘的关系,皮瓣的设计可以分为龈缘皮瓣,龈缘下皮瓣和混合皮瓣(表9.4)。

表9.4 根尖周手术的皮瓣设计

龈缘皮瓣
- 龈沟内切口再附加1到两个松弛切口

龈缘下皮瓣
- Luebke Ochsenbein 皮瓣
- 新月形皮瓣
- 梯形皮瓣

混合皮瓣
- 乳头基底皮瓣

龈缘皮瓣 龈缘皮瓣的应用最多,通常带有一个(三角形)或者两个松弛切口(矩形)(图9.7)。所有松弛切口都应该是垂直的,并与牙体长轴平行,因为牙槽黏膜和牙龈的血管床和纤维束是沿这个方向走行的[6]。这种切口能够减少血管的损伤和对皮瓣和非皮瓣组织血供的影响(图9.8)。切口注意避开骨缺损和骨开裂以及根隆起。远中的松弛切口可以降低三角形皮瓣的张力以便操作。在过去,由于存在术后收缩的危险,特别是间接修复的美观效果不理想,龈缘切口是被避免使用的。本章节所讨论的现代显微外科技术将避免这个问题。

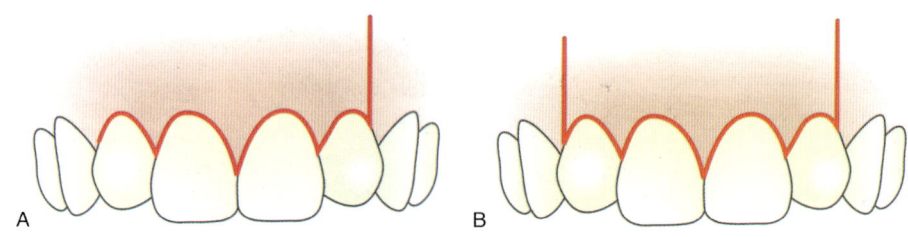

图9.7 皮瓣设计(A)三角龈缘皮瓣;(B)矩形龈缘皮瓣

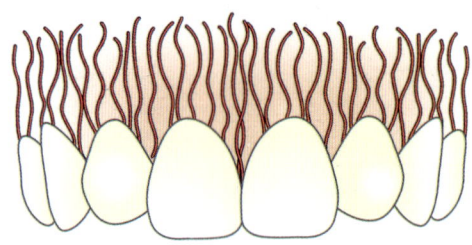

图9.8 牙槽黏膜中血管走行与牙体长轴平行

龈缘下皮瓣 在不适合使用龈缘皮瓣的情况下，可以局部应用龈缘下皮瓣。龈缘下皮瓣、半月形和梯形皮瓣的手术入路有限并且易形成瘢痕，复位不精确，平时应避免使用。Luebke Ochsenbein 皮瓣是顺着龈缘的一个水平的扇形的切口，在切口处形成45度的斜面，有两个松弛切口（图9.9）。附着龈的宽度至少要留出2mm，保证有足够的组织进行缝合。龈缘下皮瓣的初期愈合与龈缘皮瓣相比较差，但是两周后两者基本没有区别[7]。

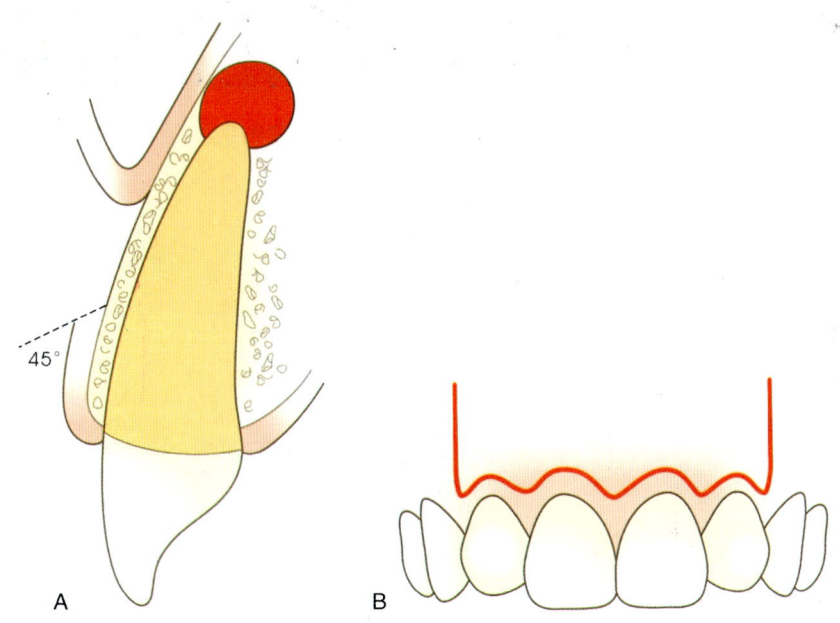

图9.9 （A）矢状面显示水平切口的45°倾斜；（B）附加有两个松弛切口的 Luebke Ochsenbein 皮瓣

混合皮瓣 Velvart[8] 最近介绍了一种新型的皮瓣，龈乳头不作为皮瓣的一部分被翻起，而是通过龈谷的牙龈与腭侧的龈乳头相连。对于牙周组织健康的患者，基于龈乳头的切口能够更快更好地愈合，并且能够避免收缩。

对于治疗上颌后牙腭侧根有两种皮瓣设计：一种龈沟内封套皮瓣和一种三角形的皮瓣。在封套皮瓣中为了具有足够的空间，黏膜的切口和反折应该到前牙中线。如果要做松弛切口的话，应该做在尖牙和第一前磨牙之间。这里是血液供应的交汇地带，分别为前方的来自切牙管的蝶腭动脉终末支和后方的来自腭大动脉的终末支（图9.10）。远中可以沿上颌结节作松弛切口。当翻起皮瓣的时候要特别注意第二磨牙腭侧的远中区域，在这里腭大动脉通常从腭大孔中穿出。

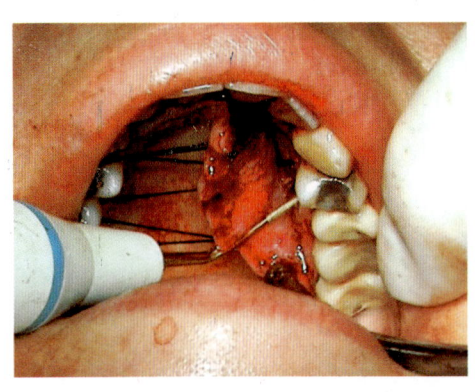

图 9.10 使用封套皮瓣反折后暴露第一磨牙腭根,用缝线将皮瓣牵拉至对侧并固定,暴露牙根进行预备

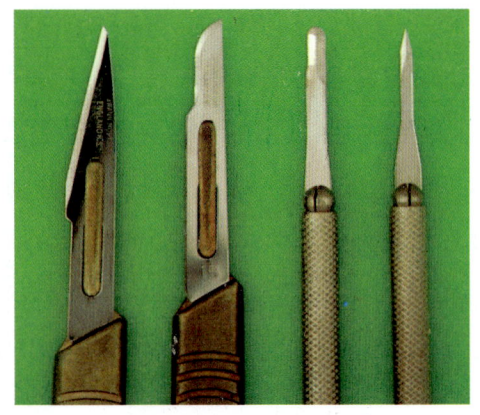

图 9.11 传统手术刀(nos11 和 nos15)与微创手术刀

所有皮瓣的切口都应该使用设计合理的解剖刀,Nos 15 或者 11 应用最广泛,最近出现一些新发展,例如 15c 或者微创手术刀的应用(图 9.11)。解剖刀越小就越容易在牙齿间的乳头区操作,特别是对于在龈谷分离颊腭侧的龈乳头,这样能尽量减少创伤(图 9.12)。

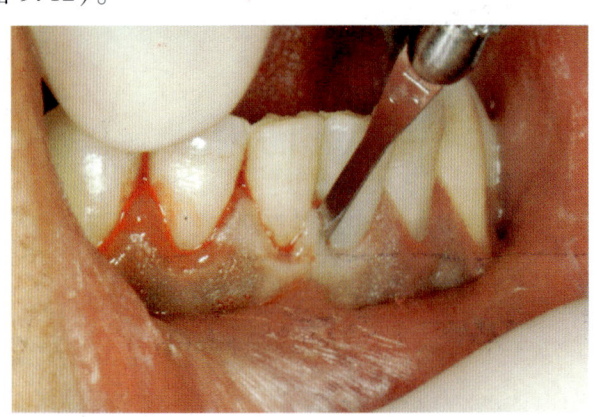

图 9.12 用 sp 90 微创手术刀可精准地切开下颌中切牙间的牙龈

皮瓣翻起

皮瓣翻起应该起始于垂直的松弛切口处的附着龈,之后缓慢的向侧方扩展(潜掘式翻开)以防止破坏与牙颈部相连的皮瓣边缘。最好使用锐利的器械例如 Ruddle 刮匙和 Molt 刮匙(图 9.13)翻起皮瓣,并尽量避免创伤,防止对愈合产生不利的影响。由于腭侧的黏膜与骨的连接紧密,所以要用相当大的力翻起,所以要特别注意。当皮瓣的边缘被翻起后最好使用大的骨膜翻开器,因为小的器械容易切断或者刺穿皮瓣,这就可能导致腭大动脉的损伤。软组织的附着、骨突和曾经的手术都将影响皮瓣的翻起。

第9章 根管外科

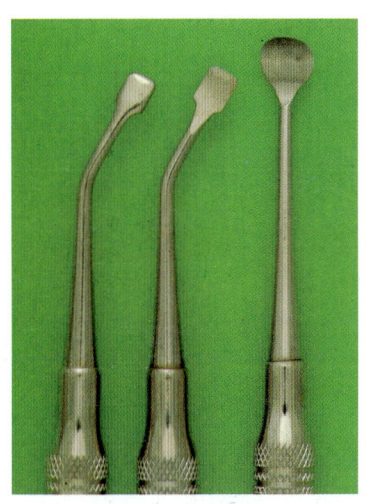

图9.13 Ruddle 左、右式刮匙和 Molt 刮匙

皮瓣牵拉

一旦翻起皮瓣,就需要用牵拉器牵拉皮瓣。牵拉器有几种不同的类型,常用的有 Minnesota,Carr 和 Kim-Percora(KP)(图9.14)。这些牵拉器的主要区别在它们的末端。Minnesta 和 Carr retractor 的末端是凸起的,而 KP 牵拉器的末端是凹陷的(图9.15),据说在牵拉的过程中能增加稳定性。为了适应口腔不同部位的形状,有不同的凹陷深度。这些牵拉器都经过表面特殊处理,不容易反射光线。

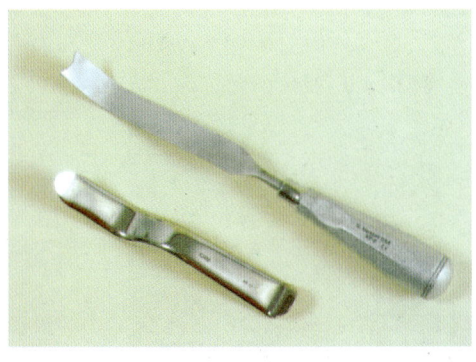

图9.14 Minnesota 牵拉器 和 KP 牵拉器

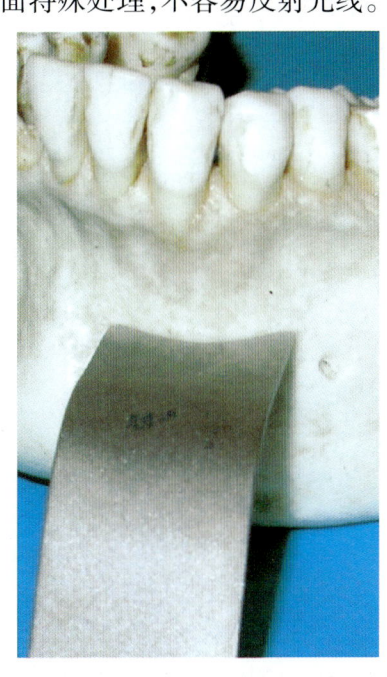

图9.15 凹面 KP 牵拉器放置于头颅标本牙槽突的凸面

要确保牵拉器是位于骨面上的,并且不挤压或者损伤黏膜,否则会导致术后的过度肿胀和不适感。腭侧皮瓣可以用缝合线悬吊到对侧牙弓翻开,当使用损害性较大的器械时,应该应用一个小的牵拉器或者骨膜剥离器来保护皮瓣(图9.16)。

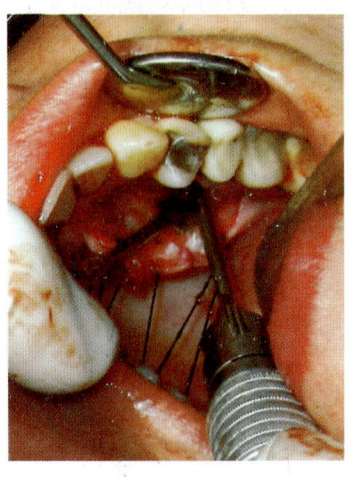

图9.16　在用直机头截骨时用骨膜分离器保护腭部黏膜

一些医生建议在手术区域外的骨面刻一水平沟槽以便使牵拉器更容易固位。如果手术区周围有易于被损伤的结构,例如颏神经,这将是一个很好的保护方法[3]。

去骨

在大多数情况下根尖定位很容易,特别是当有大的骨缺损的时候(图9.17)。如果在影像学检查的时候发现根周有透射影,说明皮质骨很可能被穿透或者变薄了[9](图9.18)。这时使用DG16探查皮质骨发现薄弱的骨区域是非常有效的。之后可以用球钻去除覆盖在牙根表面的骨,直至能够观察到根尖。一定要注意不要损伤到邻近的牙根。使用颅骨可以帮助理解牙槽骨局部解剖以及它与根尖的关系。

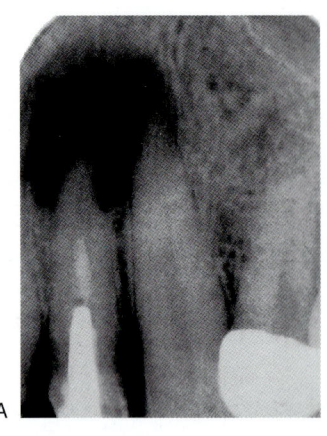
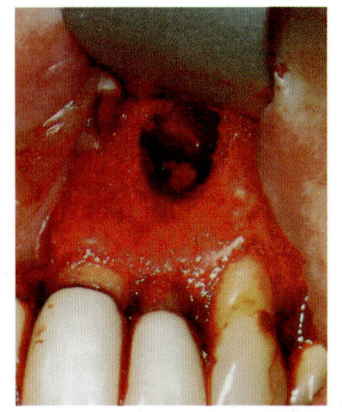

图9.17　大面积骨缺损(A)影像检查根尖大范围病变;(B)局部清创后显示骨缺损范围

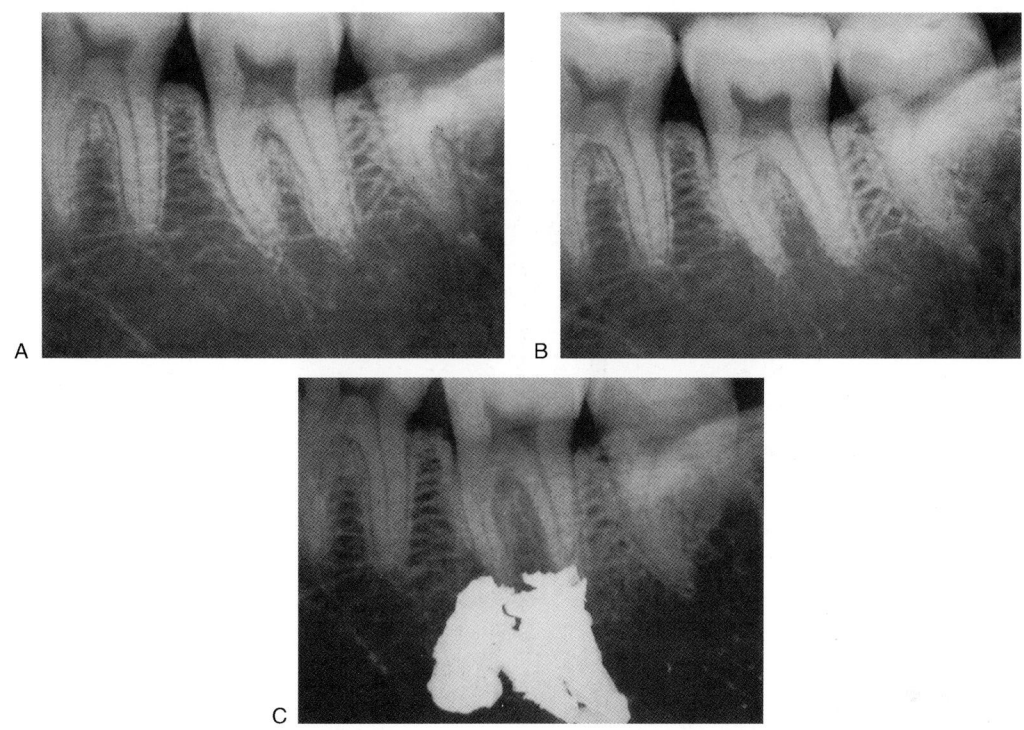

图9.18 影像学检查头颅标本的左侧下颌磨牙(A)术前影像检查;(B)拔除第二磨牙,用慢机去除牙槽窝根尖区骨质,保留颊侧骨板;(C)放入铅箔后显示大概的骨缺损范围

在手术前的临床的和影像学的评估对于根尖定位是非常重要的。比如,如果能够事先发现上颌前磨牙的牙根呈八字形展开或者下颌切牙舌向倾斜非常严重,在去骨的时候就会有针对性地进行,更容易暴露牙根末端。对于去骨和截根术所使用的手机类型,医生往往根据个人的喜好进行选择,很多人选择普通手机。然而,适宜的变通往往能使操作更为灵活方便。例如ImpactAir45向后喷气手机(图9.19),它能够使高速手机的效率提高,同时避免了手术气肿的发生。去骨通常使用6号球钻和Lindeman骨钻。在此过程中要牢记充分暴露根面,如果骨性通道过小从长远来看反而会不利于保存原则。

去骨可以在根尖1/3处进行,使用牙钻从一侧向另一侧横向磨除,不要直接从根尖开始磨。理想状态下,去骨的宽度应该比根的近远中向宽度稍宽一些。医生可以通过观察颜色和形状来区分牙本质和骨,牙根的牙本质颜色深一些,淡黄色,质地较硬。骨的颜色较浅,如果用探针刮会流血。确保留有足够的牙槽嵴,至少3mm,但是5mm更好些,去骨的的范围主要是由根末端预备所使用的器械的大小决定的。这点我们在后面将讨论。

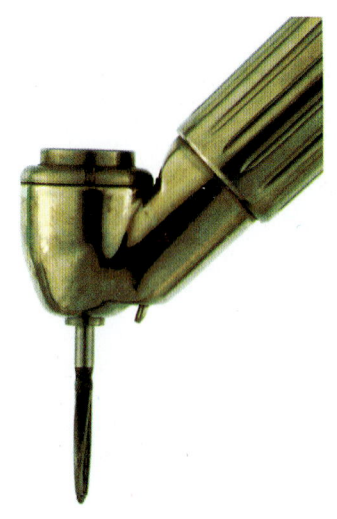

图 9.19　ImpactAir45 涡轮机和 lindeman 骨钻

到达根末端的通道建立后,就要使用刮匙或者刮治器将缺损部位的软组织刮出,并取一块合适的组织样本送检。在这个过程中,因为肉芽和炎症组织富含血管,止血的效果不好,因此,最好在局部使用添加了血管收缩剂的麻药。根周病损的炎症组织与愈合过程所形成的肉芽组织在组织学上非常相似。因此当病损部位与一些重要结构,例如颏神经、上颌窦等非常临近时可选择保存这些组织。将根尖切除并去除病因之后,这些组织会自行愈合[10]。

根尖切除

根尖可用裂钻切除(170 钨碳牙钻或 Lindeman 牙钻),可由根向冠方向磨除,或水平截断。后一种方法应小心谨慎,因为如果牙钻厚度不合适,将会有更多的牙根组织被去除,然而,当牙根接近面神经、上颌窦等重要解剖区域时,则更倾向于选用后一种方法。切除应经过整个根尖,并且动作要仔细,防止损伤邻牙。

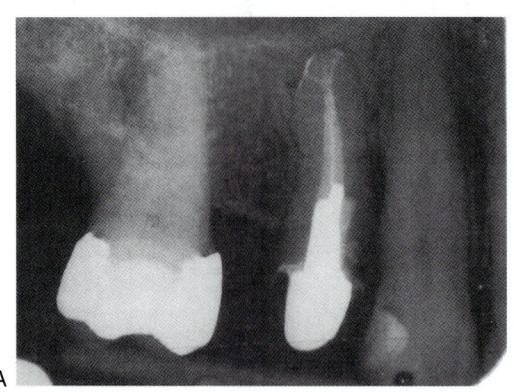

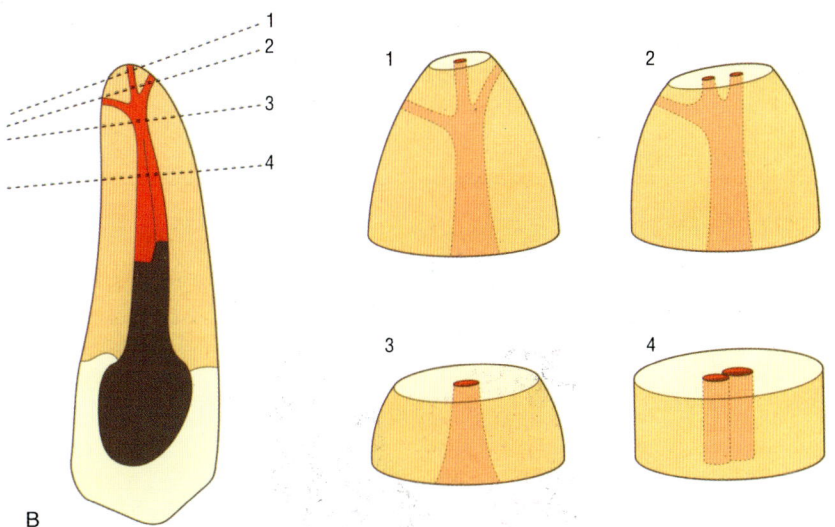

图9.20 （A）上颌前磨牙根充后显示侧副根管变异；（B）1和2：根尖切除-有倾斜角未完全去除根尖区的解剖变异结构，3：90°根尖切除完全去除根尖的副根管而且保留根长，4：切除根尖附属解剖结构，但牺牲了牙根的长度

一般而言，根尖应去除3mm[11]，这样才可以去除根尖三角[12]，因根尖三角的存在可导致根尖切除的失败。对于斜面角度则存在较大争议；理想角度为与牙根长轴成90°。因为这样可以保证感染牙根组织被切除，同时可保留最大牙根长度（如图9.20）。Gilheany等[13]发现斜面角度的增加与根尖渗漏成正相关，因此倾向于不作斜面。90°斜面牙本质小管暴露得最少，从而减少导致渗漏的窗口（如图9.21）。零斜面角度的优点已归纳于（表9.5）。

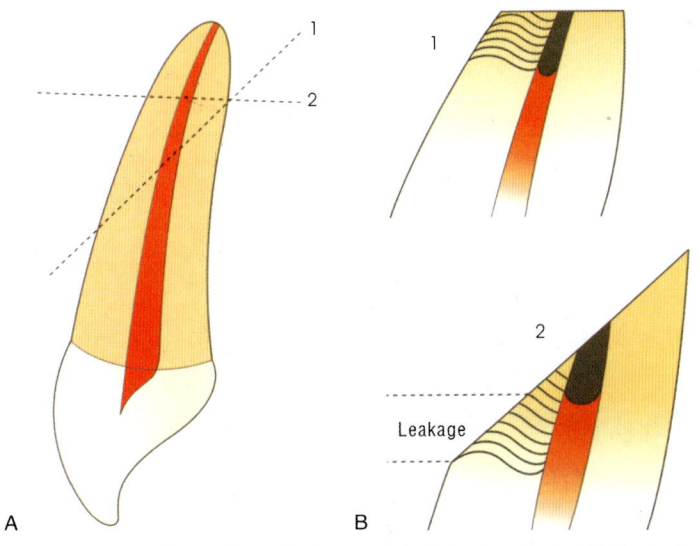

图9.21 （A）显示上颌切牙的两种切除角度：1. 减小的角度，2. 过度的角度；（B）一个缩小的角度（1）比过度的角度（2）暴露更少的牙本质小管，产生更小的渗漏

表 9.5　0°角的优点

- 暴露更少的牙本质小管,减少根面范围的暴露
- 去除根尖三角的同时,最大限度地保留根长
- 较少的去骨量

然而,有时受可见度制约,需谨慎地增加斜面角度以简化操作过程,保证所有的沟窝和峡部均被发现并被清除。为保证完整的根尖被切除,可用亚甲基蓝将整个牙周韧带染出(如图9.22)。

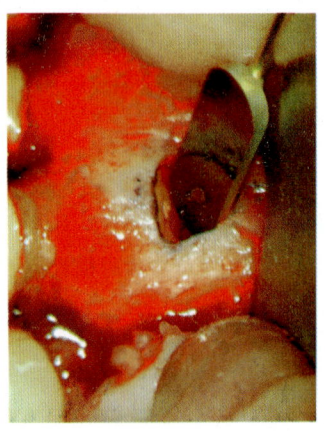

图 9.22　亚甲基蓝可用来染色根尖韧带确定根尖已完全切除

骨腔处理与止血

止血是根尖周手术一个非常重要的步骤,特别是在根尖观察、倒制备和倒填充时。局麻即为止血的前期准备。如今,可使用更先进的技术和材料使术野更加清晰,这些已归纳于表9.6。

表 9.6　止血剂分类

机械类制剂
- 骨蜡

化学类制剂
- 硫酸铁(Cut Trol)
- 带有肾上腺素的止血棉片(Racellets)
- 胶原

可吸收材料制剂
- Surgicel
- 硫酸钙

其他类
- 腐蚀烧灼类

材料选择取决于个人爱好；置于手术部位的任何不可吸收材料在放入和取出时均须清点计数以保证创口关闭时不会遗留在原位。使用硫酸铁处理应特别小心，因为其可导致组织破坏，尤其不能放置在皮质骨与软组织上。硫酸铁只能作为一种最后的选择，在靠近神经血管丛或窦腔黏膜时则禁止使用。硫酸铁可用类似于涂酸蚀剂的小刷子（Ultradent）蘸取少量，涂于骨腔，此时会形成一种黑褐色的凝块，在整个操作过程中一直存在，但在手术结束时须将其彻底刮除并用大量水冲洗干净，以去除所有的残留物质，以便新鲜血液充满骨腔。硫酸钙是一种有效的止血剂，但价格昂贵很少使用。止血时应将止血材料填满骨腔，然后逐渐取出暴露根端。

现在很常用的止血手段是联合使用含肾上腺素的棉球（Racellet）与Telfa垫（图9.23）。放两三个Racellet于骨腔的底部，然后连续塞入边长约1cm的方形Telfa垫，直至骨腔被填满（如图9.24）。按压几分钟后去除部分Telfa垫并检察牙根表面。检查根尖用一种远比标准口镜（如图9.25）小的显微口镜，可深入手术部位观察已切除的根尖。显微口镜容易起雾，可将其置入热水，减少起雾现象。根尖应使用显微探诊检测根裂、遗漏根管、根管峡部及切除面的光滑度和完整性（如图9.26）。

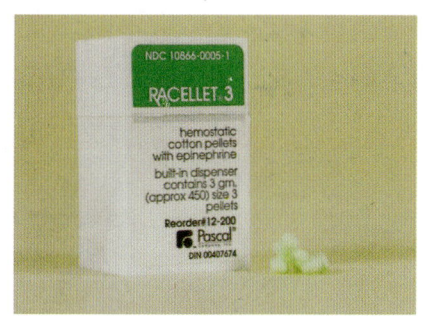

图9.23　含有肾上腺素的止血棉球用来快速止血

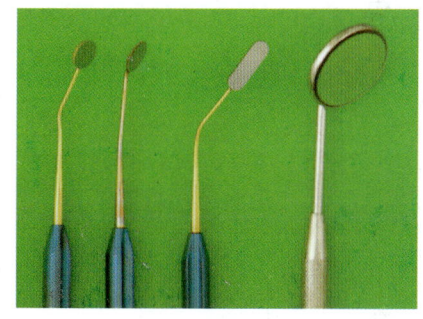

图9.25　用来检查根尖的显微口镜与标准规格口镜比较

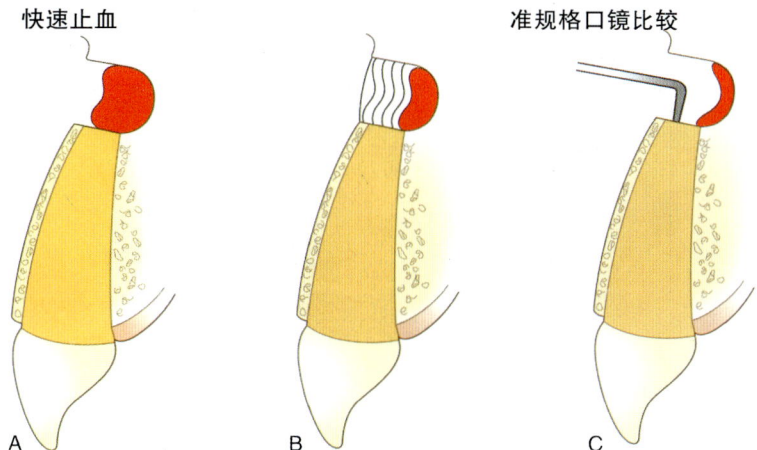

图9.24　（A）放两三片Racellet于骨腔的底部，然后（B）用圆钝的器械将Telfa垫放入并压迫

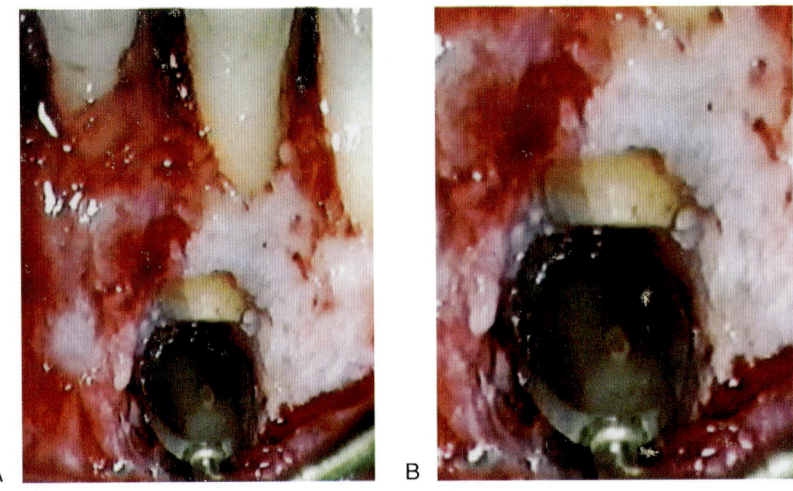

图9.26 （A）低倍放大显示下颌切牙根尖看到充填的牙胶尖和舌面脊；（B）高倍放大观察根管

根尖倒预备

在以前，根尖预备常选择小球钻或倒锥钻制备，要么用一个直机头要么用小机头（图9.27）。然而因入口的限制，即使使用小机头，也难以沿牙体长轴制备。通常情况下，这些制备的洞看起来是沿牙体长轴制备的，但事实上它们常常偏向腭侧，有时还会造成腭侧穿通（如图9.28）。

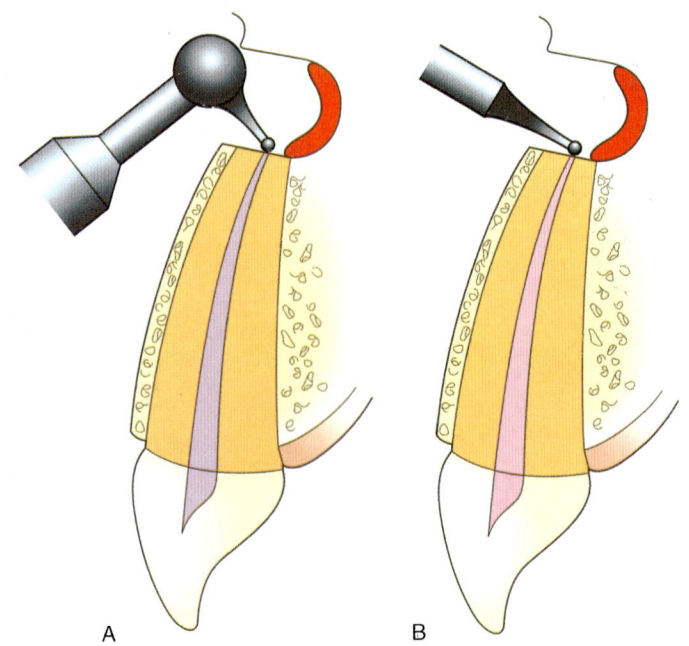

图9.27 （A）用直机制备；（B）用小头手机进行根尖制备

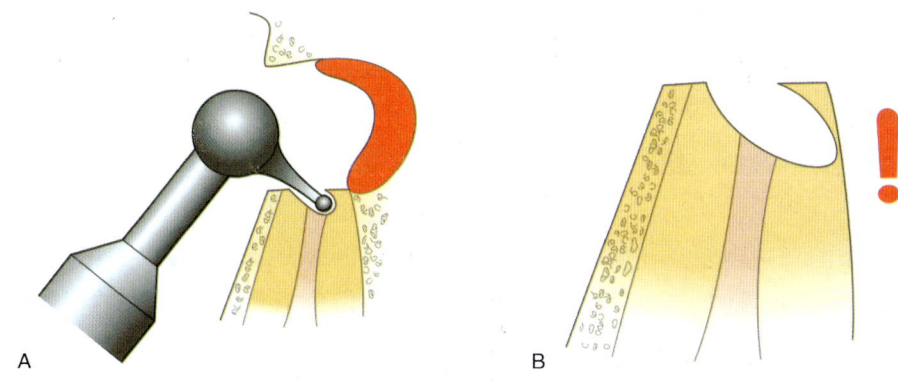

图9.28 用钻头进行倒预备(A)切割末端难以沿牙体长轴,常导致;(B)穿孔

最近出现的超声微型工作头,比常规器械更小(如图9.29)从而使得沿牙根长轴制洞更容易。与传统制洞方法比,它有更多的优点(表9.7)。超声技术允许工作头向多个方向弯曲(如图9.30),在口腔任何部位均可进行根尖制备并始终保持与牙根长轴一致。另外,由于工作头外形狭小,可以轻松预备根管峡部,而后者是多根牙根管治疗失败的一个主要原因。

表9.7 超声根尖制备的优点总结

- 更好的视野
- 更好的触觉反馈
- 更小洞型和更小的组织损伤
- 更容易保持与牙体长轴平行
- 更加彻底的清创

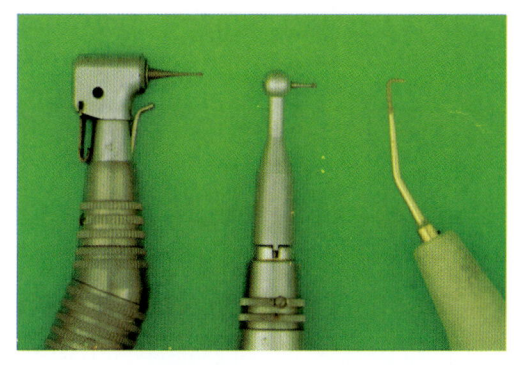

图9.29 各种大小的机头比较。从左至右:传统的反角手机,小头手机,超声倒预备工作头

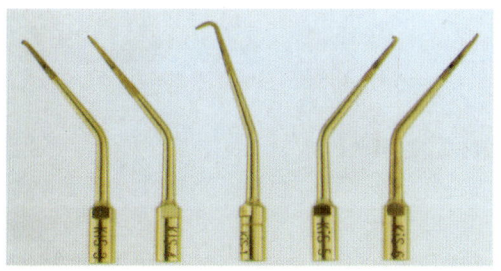

图9.30 KIS微创超声探头,为口内不同位置所设计,靠近切割末端处设计有降温用的喷水口

在多数情况下,为便于超声头定位,可在根面用一个锋利的 CX1 探针制作一个定位沟,或者用超声头沿峡部连续钻一些小坑,此时不用喷水以提高可视度。然后用超声工作头将小点连接起来,喷水清洗并冷却。以上操作可保证倒制备沿根管长轴进行。操作中使用超声应从小功率开始,仅当需要时增加功率,这样可将根裂的危险降至最小[14]。

倒充填前要将多余的根管充填材料去除直至洞深达 3mm 为止。这意味着根尖的 6mm 均被处理(如图 9.31)。即去除 3mm 被认为有微生物寄生的根尖,再进一步清理 3mm 以使充填材料可封闭根尖,并防止根尖周再感染。在倒充填之前,保证骨腔底部有 Racellets 或 Telfa 垫填充,方便去除多余材料如前所述。

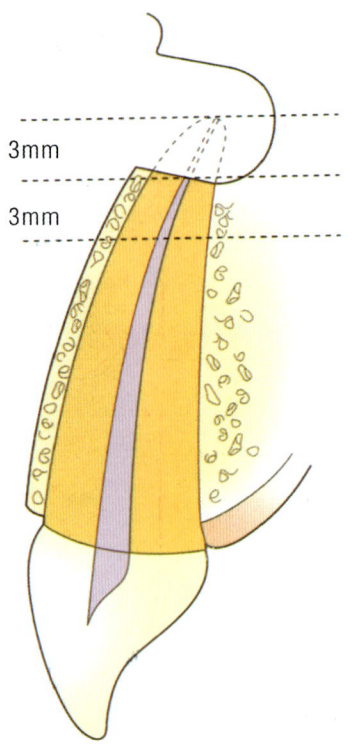

图 9.31　对根尖区 6mm 进行根尖切除,制备和充填

根尖充填材料

这些年已出现了许多不同种类的根尖充填材料。曾经银汞合金一直是逆行充填首选材料。然而,现今其已风光不再,究其原因有三:新材料的不断开发面世,其本身含汞且易致软组织染色和腐蚀。尽管许多种材料可用,但均有渗漏,因此根管彻底清创和充填非常重要。最近,一种颇受欢迎的倒充填材料是三氧无机聚合物(MTA;如图 9.32)。其他被证明可用的材料有快速修复材料(IRM)和

Super EBA 。

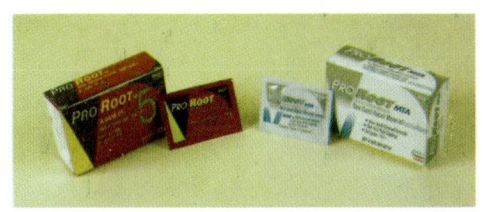

图 9.32　白色和灰色的 MTA

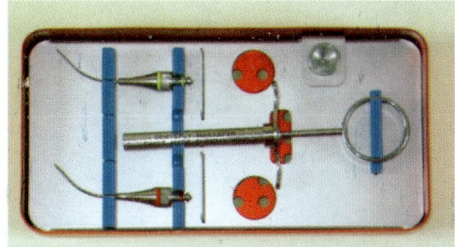

图 9.33　Dentsply MTA 枪

MTA 是一种极像波兰水门汀的材料，是由 Torabinejad 等于 20 世纪 90 年代开发出来的。它具有优异的封闭特性[15]与生物相容性[16]。由于它结固时是一个亲水反应，故湿度控制不需像其他材料那般严格；然而，这种材料的使用比较难以操作。Super EBA 较易掌握，可在塑料板上搓成小条用 Hollenbach 器挑取并放入倒预备的窝洞中；IRM 可用同样方法操作。MTA 可通过输送器如 Dentsply MTA 枪（图 9.33）或 Dovgan MTA 输送器（如图 9.34）被置入根尖洞。需要注意的是任何一种输送器中都不要放入过多的材料，否则需用很大力量才能挤出材料并易导致输送器的阻塞与破裂。材料放入后向下轻压然后用间接超声压实。MTA 混合物在潮湿状态下如同散沙，不易充填，但可用模型将其制成锥状，然后用类似于 Super EBA 的方法进行操作，还可以用超声 MTA 输送器简化其操作。

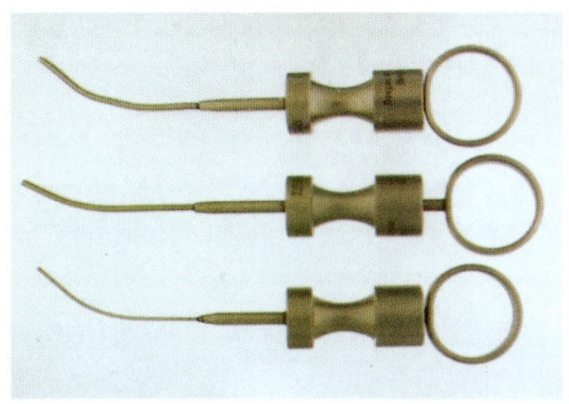

图 9.34　Dovgan MTA 输送器

材料置入后往往会在根尖处留有过多的材料。Super EBA 或 IRM 一旦已经固定，可用精修牙钻去除，但 MTA 的结固时间在 4~6 小时之间，不能用此方法。倒充填的根尖周围去除 MTA 一定要小心。可使用用于牙本质表面的 Ultradent 刷，并注意远离充填物以防止修复体上形成浅凹。缝合前需拍 X 线片以确认倒制备与充填是否充分（如图 9.35）。

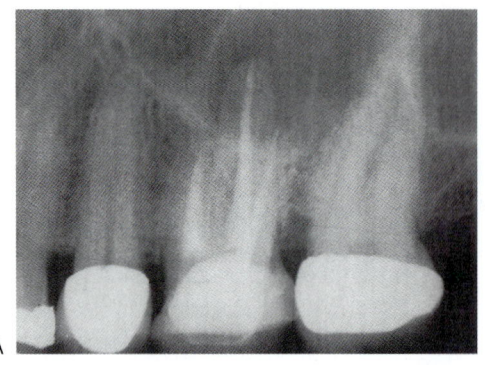 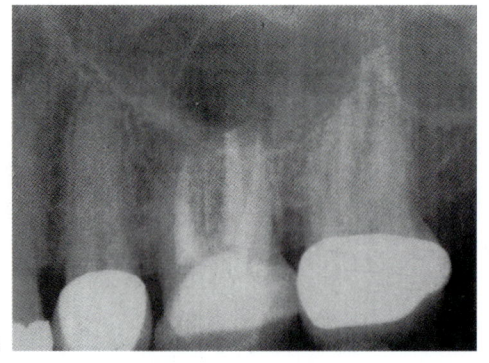

图9.35 （A）影像学检查上颌第一磨牙腭根已经常规根管治疗，并行永久修复体修复，但腭根有持续病变并伴有骨质缺损，经多次根管再治疗无效；（B）在缝合之前，术中影像显示根尖制备与充填密合

当进行根管治疗时，如预见到将来患牙需要进行根尖手术，可以用常规的根管充填方法在根尖形成"根尖栓"，即在根尖6mm填塞MTA、Super EBA或IRM。当用手术方法去除3mm根尖后，还有3mm根尖栓被保留。因放置根尖栓的根管经次氯酸钠灌洗并在橡皮障隔离条件下进行，其无菌状态比逆向充填法更为理想，因此手术时无需进行根尖倒预备和倒充填。

清创与缝合

手术区域应彻底清创，缝合前压紧皮瓣约3分钟，缝合后再压3分钟。先前的压迫可促进血管内凝血，而缝合后压迫可使组织间裂隙变小。如果术中使用了MTA，清洗时一定要防止将MTA冲出，因此时其仍未固定，可在MTA上放一塑料器械以防止其被冲出。缝合时4/0型缝线间断缝合足以胜任，但有些术者更喜欢用5/0或甚至7/0型。最近几年，缝线材料已从黑丝线升级为Tevdek聚酯编织线或单股型聚丙烯缝合线如Prolene。

根尖周手术后，应考虑给予引导骨再生（GBR）辅助治疗。GBR使用一层隔膜阻止不需要的细胞侵入正在愈合的部位，同时，在早期愈合过程中为所需细胞增殖维持足够的空间。Dietrich等[17]已证明在有根尖边缘骨缺损的牙行根尖周手术后使用GBR可取得良好结果。但目前关于其效果的证据还很少。

术后管理

患者术后常发生一些不适或术后肿胀。通常症状轻微，可用镇痛药如非甾体类抗炎药控制[18]。如果手术时间过长或可预见将产生明显的术后疼痛，则可使用长效局麻药如布比卡因（又名麻卡因），其效用可持续达8小时。术区可通过洗必泰漱口,每日两次,保持清洁,直至疮口愈合拆线后可使用牙刷为止。拆线可于术后 48 小时进行,此时伤口即有良好愈合[7],最迟不能超过 96 小时,因锋线的"虹吸"效应可能会造成术区术后感染。

应告知病人口外可能出现瘀斑,其具有自限性而且可在 2 周内消散。如果术区感染或有发热及局部淋巴结肿大等全身症状,应选用合适的抗生素。所有的病例都应定期回访,至少到完全愈合。

矫正外科

封闭穿孔或切除根尖有可能需要进行矫正手术。穿孔的部位是影响手术入路的关键因素,而定位 X 线片有助于确定其位置。根尖 1/3 处穿孔可以切除根尖并倒充填封闭根管。因桩冠而致的穿孔应将桩去除,并在根管中重新插入新桩,而后的手术矫正将类似于根面逆行充填。如果桩未去除,应将其大量切除以保证为倒充填提供足够的空间。但这一点常常难以做到而影响效果,因此应尽可能地在根管内修复穿孔。

对治疗无效或牙周预后不良的多根牙可行截根术。其他需要行截根术的还包括严重根吸收,根折或根面大面积龋坏。

参考文献

1. Carr GB, Bentkover S K. Surgical endodontics. In: Cohen S, Burns RC(eds) Pathways of the Pulp, 7th edn. St Louis: Mosby, 1998: 616

2. Rubinstein RA, Kim S. Long-term follow-up of cases considered healed one year after apical microsurgery. J Endod. 2002;28(5):378-83.

3. Kim S, Pecora G, Rubinstein RA, Dorscher-Kim J. Colour Atlas of Microsurgery in Endodontics. Philadelphia: Saunders, 2001.

4. Danin J, Linder LE, Lundqvist G, Ohlsson L, Ramsk? ld LO, Str? mberg T. Outcomes of periradicular surgery in cases with apical pathosis and untreated canals. Oral Surg Oral Med Oral Pathol Oral Radiol Endod. 1999;87(2):227-32.

5. Buckley JA, Ciancio SG, McMullen JA. Efficacy of epinephrine concentration in local anesthesia during periodontal surgery. J Periodontol. 1984;55(11):653-7.

6. Cutright DE, Hunsuck EE. Microcirculation of the perioral regions in the Macaca rhesus. I. Oral Surg Oral Med Oral Pathol. 1970;29(5):776-85.

7. Harrison JW, Jurosky KA. Wound healing in the tissues of the periodontium following periradicular surgery. I. The incisional wound. J Endod. 1991;17(9):425-35.

8. Velvart P. Papilla base incision: a new approach to recession-free healing of the interdental papilla after endodontic surgery. Int Endod J. 2002;35(5):453-60.

9. Bender IB, Seltzer S. Roentgenographic and direct observation of experimental lesions in bone. J Am Demt Assoc. 1961; 62:152-60

10. Lin LM, Gaengler P, Langeland K. Periradicular curettage. Int Endod J. 1996;29(4):220-7.

11. Kim S. Endodontic Microsurgery. In: Cohen S, Burns RC (eds) Pathways of the Pulp, 8th edn. St Louis: Mosby, 2002.

12. Vertucci FJ. Root canal anatomy of the human permanent teeth. Oral Surg Oral Med Oral Pathol. 1984;58(5):589-99.

13. Gilheany PA, Figdor D, Tyas MJ. Apical dentin permeability and microleakage associated with root end resection and retrograde filling. Endod. 1994;20(1):22-6.

14. Waplington M, Lumley PJ, Walmsley AD. Incidence of root face alteration after ultrasonic retrograde cavity preparation. Oral Surg Oral Med Oral Pathol Oral Radiol Endod. 1997 Mar;83(3):387-92.

15. Torabinejad M, Watson TF, Pitt Ford TR. Sealing ability of a mineral trioxide aggregate when used as a root end filling material. J Endod. 1993;19(12):591-5.

16. Economides N, Pantelidou O, Kokkas A, Tziafas D. Short-term periradicular tissue response to mineral trioxide aggregate (MTA) as root-end filling material. Int Endod J. 2003;36(1):44-8.

17. Dietrich T, Zunker P, Dietrich D, Bernimoulin JP. Periapical and periodontal healing after osseous grafting and guided tissue regeneration treatment of apicomarginal defects in periradicular surgery: results after 12 months. Oral Surg Oral Med Oral Pathol Oral Radiol Endod. 2003;95(4):474-82.

18. Mehlisch DR, Sollecito WA, Helfrick JF, et al. Multicenter clinical trial of ibuprofen and acetaminophen in the treatment of postoperative dental pain. J Am Dent Assoc. 1990;121(2):257-63.